攀枝花市康养产业发展报告（2022）

攀枝花市康养产业发展中心　攀枝花学院 编

西南交通大学出版社

·成　都·

图书在版编目（CIP）数据

攀枝花市康养产业发展报告. 2022 / 攀枝花市康养产业发展中心，攀枝花学院编. -- 成都：西南交通大学出版社，2024.7. -- ISBN 978-7-5643-9869-9

Ⅰ. R199.2

中国国家版本馆 CIP 数据核字第 2024AD5062 号

Panzhihua Shi Kangyang Chanye Fazhan Baogao (2022)
攀枝花市康养产业发展报告（2022）

攀枝花市康养产业发展中心　攀枝花学院　编

责 任 编 辑	赵永铭
封 面 设 计	原谋书装
出 版 发 行	西南交通大学出版社
	（四川省成都市金牛区二环路北一段 111 号
	西南交通大学创新大厦 21 楼）
营销部电话	028-87600564　028-87600533
邮 政 编 码	610031
网　　　址	http://www.xnjdcbs.com
印　　　刷	成都勤德印务有限公司
成 品 尺 寸	185 mm × 260 mm
印　　　张	10.25
字　　　数	165 千
版　　　次	2024 年 7 月第 1 版
印　　　次	2024 年 7 月第 1 次
书　　　号	ISBN 978-7-5643-9869-9
定　　　价	66.00 元

《攀枝花市康养产业发展报告（2022）》

编委会

序

自从我国大力推进"健康中国"战略以来，众多地区与城市开始重视人民群众不断上升的健康需求，纷纷致力于将康养产业培育成为推动区域经济发展新增长点。攀枝花市康养产业发展更是独树一帜，他们始终把阳光康养产业作为城市名片倾力打造，取得了辉煌成就，其做法与经验值得学习借鉴。

攀枝花是一座资源型城市、创新型城市、工业型城市、阳光型城市、花园型城市、健康型城市，是我国唯一以花命名的城市，享有"花是一座城，城是一朵花"的美誉。植物攀枝花，实际就是木棉花，也叫英雄花，颜色鲜艳，花蕊可食，观赏性极强，寓意深刻美好。攀枝花市地处中国西南川滇结合部，位于四川最南端，北距成都 614 公里，南至昆明 273 公里，西南连丽江、大理，北东为德昌、会理，地处攀西裂谷中南段，以钒钛资源、水力资源、阳光资源闻名于世，特色水果、时差蔬菜畅销全国。攀枝花是万里长江上游第一城，金沙江、雅砻江在此交汇，气候立体，生态优良，曾获"国家森林城市""国家园林城市"称号，是潜力巨大的旅游城市和世界康养黄金区域。铁树开花，千年难见。但在攀枝花，得益于其温度、湿度和海拔高度等最宜万物生长的禀赋，珍稀神奇的千年苏铁每年都开花。什么是"康养"？康养就是围绕健康进行的一切非医药干预的调养活动，包括环境、饮食、心理、运动和精神的调适，实现人地协同。在大自然中是康养，在大城市是养身。攀枝花这座由金沙江畔"攀枝花村"地名演变而来的钢铁之城、钒钛之都，有一个显著特点，全国各种方言无缝衔接和流利切换，东北话、云南话、上海话、北京话等无障沟通，因为这是一座典型的移民城市，攀枝花人几乎都是外地人，三线建设时期各地迁入，他们具有"海纳百川、有容乃大"的秉性。

攀枝花市是因我国三线建设而生，随钢铁钒钛产业发展而壮大的城市。1965年 2 月中共中央、国务院正式批复同意成立"攀枝花特区"，3 月 4 日毛泽东主席在《加强攀枝花工业区建设的报告》上批示："此件很好。"攀枝花市将这一天定为"开发建设纪念日"和"建市纪念日"。可见，聚焦钢铁工业的"攀枝花特区"比 1980 年 8 月正式成立的"深圳经济特区"早 15 年。攀枝花市的基因是"强国、创新、包容、美丽、共享"，总是走在时代前列。随着我国经济进入高质量发展阶段，攀枝花较早开启了自身的转型发展之路，在 2010 年率先提出"康养"概念，成为全国康养产业的首倡者、先行者和标准的提供者。经过十余年的积极探索和发展，攀枝花结合本地康养资源及区域产业特点，在"康养+"产业融合发展模式方面进行了大胆的创新，围绕打造成渝地区阳光康养度假旅游"后花园"，不断完善康养人才培养、产业孵化、标准建设等配套，持续推动康养与旅游、度假、运动、医疗、养老等产业融合发展，构建起了较为完善的康养产业生态圈。与此同时，也不断丰富和延伸了康养产业内涵和外延，逐步构建起了有利于加快康养产业发展的政策制度环境，初步形成了独具特色的康养产业体系和"冬季暖阳·夏季清凉"康养城市品牌。2022 年 12 月，四川省委、省政府印发《关于支持攀枝花高质量发展建设共同富裕试验区的意见》，要求努力建成产业兴、城市美、万家和的幸福美好攀枝花，为全省实现共同富裕提供样本，形成一批可复制可推广的成功经验，这是攀枝花提升康养产业能级和影响的新机遇和新指向。攀枝花完全有条件把康养产业融入共同富裕，造福更大区域和更多群众，让人与自然和谐共生，为中国式现代化提供"攀枝花路径"。

本书通过对攀枝花康养产业的发展历程、经验和成果进行梳理、总结和分析，重点对康养产业发展的经济社会背景、基本内涵、产业融合、发展模式等进行了阐释，对攀枝花康养"双进"发展路径探索进行全面分析，并提出康养产业高质量发展的对策建议，同时立足于全面落实四川省委省政府对攀枝花发展"两区三地一粮仓一门户"的新定位新要求，促进攀枝花康养产业跨区域协同发展进行了展望。攀枝花康养产业发展的全新实践，是我国区域康养产业发展的一种大胆探索，对于深化丰富康养产业的理论与实践具有重要学术价值，对于各地政府研究决策康养产业具有重要参考意义，对于我国康养产业的高质量发展具有重要推进作用。

李后强

（作者李后强，中共四川省委四川省人民政府决策咨询委员会副主任、成都市社科联主席、四川省社会科学院二级教授、博士生导师）

　　随着社会经济的发展，人们工作生活压力的持续增大，导致越来越多的人处于不健康或亚健康状态。据世界卫生组织统计，只有5%的人是完全健康的，25%的人处于生病状态，70%的人处于亚健康状态，广大人民群众的健康需求和欲望日益强烈。尤其是2020年初以来，在全国人民众志成城持续抗击新冠疫情的背景下，党和国家对人民生命安全与身体健康高度重视，各界对公共卫生治理能力与水平对经济社会发展的思考，使得康养产业将迎来发展机遇。同时，新冠疫情也有力的推动了我国国民健康意识和健康素养的不断提高，健康需求进一步激发和持续高涨，健康需求将牵引康养产业进入新一轮高速发展机遇期，健康消费不断扩大和升级，康养产业市场前景十分广阔。

　　巨大的市场潜力吸引了各地政府和企业纷纷大力投资发展康养产业。然而，目前康养产业发展的基本理论体系尚不完整，发展模式和监督体系不成熟，很多康养项目停留在概念炒作上。再加上近年新冠肺炎疫情的影响，很多康养企业经营管理陷入困境。

　　攀枝花是全国较早提出发展康养旅游的城市，拥有得天独厚的温度、湿度、海拔高度、洁净度、优产度和和谐度的"六度"资源禀赋，具有发展康养旅游的天然优势。攀枝花市出台了一系列发展康养产业的政策和措施，根据各区县资源特色、区位条件和康养市场发展，对全市康养产业发展进行了布局规划。截止2022年，攀枝花市共制定了 31 项康养产业有关的地方标准。 攀枝花不断改善生态环境，加强交通、接待、医疗、运动等基础设施建设，大力招商引资和支持民间资本投入康养产业发展，建设了一批康养产业及其相关项目，举办了一系列康养论坛、会议和活动，康养产业增加值、游客接待量和旅游收入快速增长，树立了"康养胜地"的良好形象。

　　本书通过对攀枝花康养产业的发展历程、经验和成果进行梳理、总结和分析，重点对康养产业发展的经济社会背景、基本内涵、产业融合、发展模式等进行了阐释，对如何提升康养产业的发展质量给出了建议，同时对康养产业未来的发展趋势进行了展望。希望本报告能够为各级政府决策部门、康养企业以及研究、运作康养项目的从业者、学者、专业人士等提供参考。

编　者

2023 年 10 月

目录 CONTENTS

第一章 康养产业界定及发展历程

一、概念界定

目前对于"康养产业"的概念比较有代表性的观点有三个：一是首届中国康养产业发展论坛提出的"健康与养老服务产业"；二是李后强提出的包含"健康"和"养生"；三是何莽提出的包含"健康""养生""养老"三个维度。在外延方面，首先，目前国际上没有统一的产业统计口径，道琼斯和富时集团推出的 ICB（Industry Classification Benchmark）将"健康产业"统计为"卫生保健供应商""医疗设备""医疗物资""生物科技"和"制药"五个从属行业，与我国的《健康产业统计分类（2019）》相比，在统计口径上要窄一些。"康养产业"在产业统计时通常不作为一级产业进行统计，道琼斯和富时集团推出的 ICB（Industry Classification Benchmark）是目前国际上为数不多的将"健康产业"单独列为一级产业的行业分类标准（FTSE Russell，2017），但并没有得到广泛的应用，这给"康养产业"的统计工作带来很大的难度。"健康产业"与"养老产业"在统计口径上存在交叉统计的情况，如《健康产业统计分类（2019）》中健康产业的一个大类"医疗卫生服务"下的"康复、护理服务"包含小类：专科医院、疗养院、护理机构服务、精神康复服务、临终关怀服务、康复辅具适配服务；大类"健康促进服务"下的"健康养老与长期养护服务"包含小类：家庭服务，其他居民服务业，老年人、残疾人养护服务，社会看护与帮助服务。可以看出，《健康产业统计分类（2019）》对于"健康产业"和"养老产业"的统计存在交叉的情况。

"大健康观"的核心内涵是：覆盖全人群的全生命周期健康，即包括生命孕育期（母婴期）、儿童少年期、成年期、老年期和临终关怀在内的"从负一岁到终老"的全过程健康；覆盖全人群的全方位健康，即身体健康、心理健康、社会适应健康、生活方式健康、人居环境健康等。"健康中国战略"以"为人民群众提供全方位全周期健康服务"为目标，是适应"大健康观"而提出的全新的国家战略。

与"大健康观"相适应的"大健康产业"，指与人的身心健康相关的产业体系，包括对健康人群创造和维持健康、对亚健康人群恢复健康以及对患病人群的修复健康，其产业链覆盖全人群、全生命周期，涉及范畴非常广泛，涵盖第一、二、三产业的相关内容。

在大健康观指导下，从《国务院关于促进健康服务业发展的若干意见》（国发〔2013〕40号）到《健康产业统计分类（2019）》，名称由"健康服务业"变为"健康产业"；从国家统计局2014年发布《健康服务业分类（试行）》到2019年发布《健康产业统计分类（2019）》，"健康产业"的统计范围由原来只涵盖第三产业的健康服务业，扩展为涵盖第一、二、三产业的健康农、林、牧、渔业，健康制造业和健康服务业，详见表1-1。

表1-1　健康产业在二、三产业部门的统计内容

产业分类	主要内容
第一产业	中药材种植为主体的健康农业、林业。牧业和渔业
第二产业	医药和医疗器械等生产制造为主体的健康相关产品制造业
第三产业	以医疗卫生、健康保障、健康人才教育及健康促进服务为主体的健康服务业

图表来源：根据《健康产业统计分类（2019）》整理。

另一方面，从"养生"的内涵看，其主要指通过各种手段达到预防疾病、增强体质、延年益寿的目的，仅仅涉及人的"身体健康"或"生理健康"，不涉及人的"心理健康""道德健康"等其他方面。比较而言，"大健康观"下的"健康"不仅包括"生理健康"，还包括"心理健康""良好的社会适应性""道德健康"。因此，"大健康"完全能够涵盖"养生"的范畴，两者关系如图1-1所示。

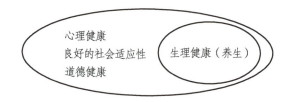

图1-1　"大健康"与"养生"关系示意图

通过对《健康产业统计分类（2019）》进行分析，同样可以看出，其内容完全

能够涵盖"养生"的范畴，详见表 1-2。

表 1-2　健康产业统计中的"养生"内容

所属类别	主要内容
第一大类"医疗卫生服务"	康复、护理服务
第四大类"健康促进服务"	养生保健服务、健康养老与长期养护服务
第七大类"药品及其他健康产品流通服务"	营养和保健品批发、其他健康产品批发、营养和保健品零售
第十一大类"健康用品、器材与智能设备制造"	营养、保健品和医学护肤品制造 健身用品与器材制造 家用美容、保健护理电器具制造 健康智能设备制造
第十三大类"中药材种植、养殖和采集"	动植物中药材种植、养殖和采集 非动植物中药材采选

图表来源：根据《健康产业统计分类（2019）》整理。

按照产业统计分类"健康产业"与"养老产业"存在交集。"养老产业"或"老龄产业"都是指为"老年人"这一特定人群提供产品或劳务，满足其生活需要的经营活动的总称，涉及的范畴非常广泛，既包括满足老年人需要的健康产品和服务，也包括非健康产品和服务，如"住宿和餐饮业""建筑业""金融业""教育"等等。因此，"健康产业"与"养老产业"存在一定程度的交集关系，如《健康产业统计分类（2019）》第一大类"医疗卫生服务"与《养老产业统计分类（2020）》中第二大类"老年医疗卫生服务"就存在交集。

"健康产业"与"养老产业"的关系如图 1-2 所示。

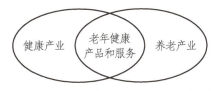

图 1-2　"健康产业"与"养老产业"关系示意图

因此，对于"康养产业"的研究范畴应包括"大健康产业"和"养老产业"两部分，在内涵上，分别指"以医疗卫生和生物技术、生命科学为基础，以维护、改善和促进人民群众健康为目的，为社会公众提供与健康直接或密切相关的产品

（货物和服务）的生产活动集合"；"为老年人提供产品或劳务，满足其生活需求的经营活动的总称"。在外延上，依据《健康产业统计分类（2019）》，"健康产业"包括 13 个大类产品和服务，分别为医疗卫生服务，健康事务、健康环境管理与科研技术服务，健康人才教育与健康知识普及，健康促进服务，健康保障与金融服务，智慧健康技术服务，药品及其他健康产品流通服务，其他与健康相关服务，医药制造，医疗仪器设备及器械制造，健康用品、器材与智能设备制造，医疗卫生机构设施建设，中药材种植、养殖和采集；依据《养老产业统计分类（2020）》，"养老产业"包括 12 个大类产品和服务，分别为养老照护服务、老年医疗卫生服务、老年健康促进与社会参与、老年社会保障、养老教育培训和人力资源服务、养老金融服务、养老科技和智慧养老服务、养老公共管理、其他养老服务、老年用品及相关产品制造、老年用品及相关产品销售和租赁、养老设施建设。

对于康养产业内涵与外延的理解应注意以下要点：

首先，康养产业的内涵与外延涉及广义与狭义之分，在进行理论研究时应进行说明。产业具有商品性、竞争性和逐利性的特征，因此，如果从狭义上对"康养产业"进行界定，就只能包括其提供私人产品的部分，不能包括提供公共产品的部分。广义上既包括提供私人产品的部分，也包括提供公共产品的部分。或者说，狭义上只包括"产业"部分，不包括"事业"部分，而广义上包括"产业"和"事业"两部分。

其次，康养产业的内涵与外延是动态变化的，对其进行界定应在特定的背景下做出。"康养产业"是以生命科学技术的发展为依托，随着人们收入水平的提高、"健康理念"的形成，衍生出来的全新的产业概念。从国际上看，目前康养产业仍然处于初级发展阶段。随着生命科学技术的发展、人们收入水平的提高、人们"健康理念"的转变，康养产业的内涵与外延也必将经历一个持续的动态变化过程。因此，对于"康养产业"内涵与外延的把握，应在当时特定的时代背景、技术发展背景、收入背景和健康理念背景下做出。

再次，目前各国在产业分类方面，在应用三次产业分类的前提下，具体划分标准并不一致，产生了国家标准分类法。各国对于康养产业的统计分类，也处于不断完善的过程中。在我国，根据《健康产业统计分类（2019）》，健康产业的统计涵盖第一、二、三产业中的相关内容；根据《养老产业统计分类（2020）》，养老产业的统计涵盖第二、三产业中的相关内容。对比不同国家在康养产业统计分类方面的差异，关注主要国家康养产业统计分类的最新变化，不仅有利于我们更准确地计算不同国家康养产业的发展规模，更好地开展国际比较，更有利于我们加强对康养产业内涵与外延的深层理解。

最后，产业是社会分工的产物，并且随着社会分工的不断深化呈现不断细化的发展趋势。对于康养产业内涵与外延的理解，要立足于社会分工现状，理解其作为一种特殊的产业形态出现的必然性，认识其作为一种新兴产业在整个国民经济中的特殊地位与作用；另一方面，以社会分工不断深化的发展趋势为指导，理解康养产业的产业生命周期特征与发展变化规律。随着社会分工的不断深化，康养产业的内涵必将不断丰富，其外延必将不断拓展。

二、发展历程

（一）国外发展历程

国外没有"康养产业"的提法，而是称为"健康产业"。对于"健康"的认识，国际上经历了一个不断发展的过程。世界卫生组织 1947 年提出"健康不仅仅是没有疾病和虚弱的状态，而是一种在身体上、心理上和社会上的完好状态"；1989年增加了"道德健康"因素，认为"健康"包括生理健康、心理健康、良好的社会适应性、道德健康四个因素；对于"健康产业"的界定，狭义上指经济体系中向患者提供预防、治疗、康复等服务部门的总和，对应于我国的"医疗卫生服务业"；广义上即"大健康产业"，在狭义概念基础上，包含了美国经济学家保罗·皮尔泽在《财富第五波》中所提及的保健产业，即针对非患病人群提供保健产品和服务活动的经济领域，因此广义的"健康产业"包括了医疗产业和保健产业。对于健康产业的外延，世界银行、世界卫生组织对于健康产业的统计包括医疗服务业、医药产业、健康管理、保健食品、养老产业、健康旅游等领域。

与"健康产业"相近的概念还有"银发经济"。在 OECD 出版物中，"银发经济"被定义为"产业界或部门为老年人提供的产品或服务"，牛津经济学从操作性出发，将"银发经济"定义为"为 50 岁及以上群体提供的产品和服务的总称"。一些学者梳理了其外延，主要包括：适应于老年人的住院和门诊护理中的 IT 应用、智能生活、住房改造、独立生活能力的促进、卫生经济学相关领域、教育和文化、信息技术和媒体、服务机器人、流动性及其促进、旅游、文化、交流和娱乐、服务和市场、健康、日常生活服务、金融服务等内容。欧美研究文献中对"银发经济"的研究范围包括了养老服务与产品的开发、市场策略、产业挑战与解决方式等，是众多的产业部门的集合。"银发经济"等同于我国的"养老产业"一词，只是在养老产业的特性上，更强调其市场性以及对老年人需求的回应。

整体上，国外对于"健康产业"的研究主要侧重于健康经济学（卫生经济学）的视角，研究方向大体包括医药卫生体系（Cutler[1]，D., A.，2006；Nils Gutacker[2]、Luigi Siciliani、Giuseppe Moscelli、Hugh Gravelle，2016）、医疗保障（Ethan M.J. Lieber[3]，2018；Gawain Heckley[4]、Ulf-G. Gerdtham、Gustav Kjellsson，2016）、健康行为的经济学研究（Henry Y.Mak[5]，2018；Sophie Witter[6]、Tim Ensor、Matthew Jowett、Robin Thompson，2010）等。

（二）国内发展历程

国内学术界对于康养产业的研究主要围绕着康养产业的界定、康养产业的属性、康养产业投融资机制、康养产业发展实践等方面展开，取得了较丰富的研究成果。

1. 康养产业的界定

2010年，攀枝花市率先提出"康养"概念，成为全国康养产业的首倡者、先行者和标准的提供者。中央政策首次出现"康养产业""关键词是2017年国务院发布的《国务院关于山西省进一步深化改革促进资源型发展的意见》，其中提到将"支持大同市建设综合康养产业区"作为山西省产业转型升级的重点行动之一。与"康养产业"密切相关的概念，包括"健康产业""养老产业""老龄产业"和"养生产业"。国内对于"健康产业"的大量研究始于21世纪初，对于"养老产业""老龄产业"的大量研究始于20世纪末，对于"养生产业"的研究可以追溯得更早。

（1）健康产业的概念

对于"健康产业"，郭德君[7]（2016）认为，健康产业不是特指某个具体产业，而是与"大健康"概念相对应的整体性产业链以及产业体系，一切与人类健康息息相关的产业都具有健康产业方面的含义。石智雷等[8]（2016）认为，大健康的内涵主要包括身体、精神、环境三个大的方面以及预防、治病、康复保健和养生几大方面的健康实践。丁小宸[9]（2018）提出，健康产业涵盖健康管理、医疗保健、健康保险、健康食品、医疗器械、医疗旅游、养老产业等新兴业态。张毓辉[10]等（2017）认为，健康产业是以医疗卫生与生物技术、生命科学为基础，提供以维护、改善和促进健康为直接或最终用途的各种产品、服务的行业与部门的集合。包括以保健食品和中药材种植养殖为主体的第一产业，即健康农、林、牧、渔业；以药品、医疗器械、保健器具等生产制造为主体的第二产业，即健康相关产品制造业；以医疗卫生和健康管理与促进服务为主体的健康服务业。张车伟[11]（2019）认为，健康产业包括健康食品业、保健品业、健身业、健康信息服务业、健康保险业、健康产品批发零售业、医药制造业、养老养生服务业等产业，以及提供基本健康服务等公益事业的内容。可以看出，目前国内理论界对于"健康产业"的界定与国外"大健康产业"的概念是一致的。

政府部门对于"健康产业"的认识经历了一个从狭义的"健康服务业"到广义的"大健康产业"的变化过程。《国务院关于促进健康服务业发展的若干意见》（国发〔2013〕40号）指出"健康服务业以维护和促进人民群众身心健康为目标，主要包括医疗服务、健康管理与促进、健康保险以及相关服务，涉及药品、医疗器械、保健用品、保健食品、健身产品等支撑产业，覆盖面广，产业链长"。2014年4月，国家统计局发布了《健康服务业分类（试行）》，将"健康服务业"定义为"以维护和促进人类身心健康为目标的各种服务活动"，只涉及第三产业；2019年4月1日，国家统计局与国家发展改革委、国家卫生健康委联合发布了《健康产业统计分类（2019）》，借鉴了世界卫生组织的分类方法，将"健康产业"界定为"以医疗卫生和生物技术、生命科学为基础，以维护、改善和促进人民群众健康为目的，为社会公众提供与健康直接或密切相关的产品（货物和服务）的生产活动集合"。确定了健康产业统计的具体范围划分原则：一是生产产品（货物和服务）的目的是维护、改善、促进人的健康状况，与健康直接或密切相关；二是产品（货物和服务）提供应当以医疗卫生技术、生物技术和生命科学为基础；三是产业链的延伸应当遵循在健康服务业的基础上，延伸至不因物理形态等变化而改变其健康目的和功能的行业。根据上述原则，健康产业统计涵盖第一、二、三产业的相关内容。经过 2019 年的统计调整，政府部门对于健康产业的统计与"大健康产业"的范畴界定保持了一致。

（2）养老产业和老龄产业的概念

对于"养老产业"，目前国内理论界比较一致的观点认为，其广义上指满足老年人生活需求的产业总称，包括养老照料护理、医疗保健、老年文化教育、旅游休闲、金融服务、法律、支援等多个产业在内的新兴产业集群。狭义上指提供养老照料护理服务的产业总称，其外延包括为机构或居家老年人提供饮食、起居、清洁、卫生、心理慰藉等日常生活的照料服务，以及提供疾病预防、保健、康复、照护活动的医疗护理服务等内容。2020 年 2 月 28 日，国家统计局发布了《养老产业统计分类（2020）》，将"养老产业"定义为"以保障和改善老年人生活、健康、安全以及参与社会发展，实现老有所养、老有所医、老有所为、老有所学、老有所乐、老有所安等为目的，为社会公众提供各种养老及相关产品（货物和服务）的生产活动集合，包括专门为养老或老年人提供产品的活动，以及适合老年人的养老用品和相关产品制造活动"，具体涵盖第二、三产业中涉及养老产业的全部内容。

对于"老龄产业"，比较有代表性的观点认为，其是为老年人口提供产品或劳务、满足老年人口衣食住行用等各方面需求的各种行业，包括生产、经营和服务三个方面。

（3）养生产业的概念

"养生"在我国具有悠久的文化传统，养生文化滥觞可追溯到夏商时期。中国传统医学以养生长寿、治未病为最高宗旨，不断提高着人们对于养生文化的认同程度。"养生"广义上是一门人类提高自身组织、自身康复能力的学问，人们可以借该学问实现延年益寿的愿望。狭义上指通过非药物的方法提高人体自身康复能力的学问。李后强[12]（2015）将其定义为"通过各种方法颐养生命、增强体质、预防疾病，实现延年益寿、生生不息的生活方式和医事活动"。

对于"养生产业"，国内学者从不同角度开展了一些研究，包括养生健身文化产业（鄢行辉[13]，2010；王敬浩[14]等，2009）、中医养生保健服务产业（胡振宇[15]等，2015；李海英[16]等，2018），以及林下养生产业等（陈柯[17]，2015）。高杰[18]

（2019）认为，"养生产业"，又被称为"健康产业"，是借助传统与非传统医学治疗使人的身体得到健康和放松，使工作压力得到缓解的一种方式。

"健康养生产业"有狭义与广义之分。狭义上仅指与人身体健康有关的，与医药及医疗服务直接相关的产业活动；广义上不仅包括与人身健康有关的医药、医疗产业活动，还包括除医药、医疗产业活动之外，与人身健康有关的边缘产业，如休闲娱乐、保健服务等产业活动。

（4）康养产业的概念

国内对于"康养产业"的界定始于 2010 年。截至目前，对于"康养产业"尚未形成统一的、清晰的概念界定。2014 年 12 月，首届中国康养产业发展论坛第一次提出"康养产业"这一新名词，意指"健康与养老服务产业""包含健身养生业、旅游休闲业等相关产业，是现代服务业的重要组成部分"；李后强（2015）认为"康养"主要包含了"健康"和"养生"两个方面，将"康养"定义为"在特定的外部环境中，通过一系列行为活动和内在修养实现个人身体上和精神上的最佳状态"。将"生态康养产业"定义为"以充沛的阳光、适宜的湿度和高度、洁净的空气、安静的环境、优质的物产等优良资源为依托，辅以优美的市政环境和完善的配套设施，以运动、保健、休闲、度假、养生、养老等功能为核心的促进人健康长寿的现代服务业"。何莽[19]（2018）将"康养"分为"健康""养生""养老"三个维度，将"康养"看成"以养为手段，以康为目的"的活动，是对生命的"长度""丰度"和"自由度"三位一体的拓展过程，是结合外部环境改善人的"身""心""神"，并使其不断趋于最佳状态的行为。

2.康养产业的属性

一些学者对于康养产业的基本属性和功能属性进行了研究，基本属性研究方面，李后强（2015）所著《生态康养论》率先提出并论述了生态康养理论，认为生态康养产业是一种高级形态的现代服务业；杨继瑞、赖昱含[20]（2018）总结了2017 年首届"中国西部康养产业发展论坛"中专家的观点，蒋永穆教授表示，康养产业具有准公共产品的特点，投入大、见效慢。曾庆均教授表示，养老产业投入大、回收期长、运营风险较高，且易受经营场所、金融信贷等要素制约；周永[21]（2018）分析了康养产业融合发展的内在机理。功能属性研究方面，高铭蔓[22]

（2018）、陈力等[23]（2018）认为发展康养产业能够带动产业转型；高妍蕊[24]（2017）指出，财政部研究室巡视员汪义达认为发展康养产业符合我国经济社会发展趋势，是深化供给侧结构性改革的重要内容，是应对我国老龄化和适应经济社会发展的必然选择。有利于产业升级和经济结构优化，能够加快我国经济发展新旧动能转化；潘家华等[25]（2019）认为康养产业是坚守和提升"发展"和"生态"这"两条底线"的有效途径。

3. 康养产业投融资机制

对于康养产业投融资机制，一些学者认为康养产业发展面临资金约束难题（刘瑶[26]，2017；陈芳[27]，2018；卜从哲[28]，2018）；一些学者从康养产业的属性出发，提出康养产业项目具有投资金额大、回报周期长等特征，导致对金融资本的吸引力先天不足，民间投资积极性不高，因此应加大财政投入（卜从哲，2018；罗忠林[29]，2018；程臻宇[30]，2018）；潘家华等（2019）认为发展康养产业的关键是创新体制机制，包括明确产业扶持政策以及财税、金融等方面的配套支持。

4. 康养产业发展实践

结合康养产业发展实践，不少学者开展了相关实证研究。《中国城市养老指数蓝皮书2017》指出，我国康养产业发展要加强体制机制和信用体系建设；《中国康养产业发展报告（2018）》指出，我国康养资源的分布区域聚集性特征十分突出；刘战豫等[31]（2019）、何彪等[32]（2018）、戴金霞[33]（2017）分别研究了焦作市、海南省、常州市康养产业发展实践；周丹妮[34]（2015）、王鹏等[35]（2016）、王佳怡[36]（2018）、陈芳（2018）、钟露红等[37]（2018）、雷鸣等[38]（2018）、张旭辉等[39]（2020）研究了攀枝花市康养产业发展实践。

（三）总体评价

通过以上研究历程可以看出，国内外相关研究成果在研究视角和研究内容方面存在较大差别。国外没有"康养产业"概念的提出，而"健康产业"的概念经历了一个从狭义到广义的发展过程。国外对于"健康产业"的研究侧重于健康经济学（卫生经济学）的研究视角，在研究内容方面主要是应用经济学的基本原理和计量方法研究医药卫生领域的一系列相关问题，包括医药卫生体系的研究、医疗保障研究、健康行为的经济学研究等；国内对于"康养产业"概念的提出始于2010年，在研究视角方面更侧重于产业经济学的研究视角，在研究内容方面近年来围绕着康养产业的界定、康养产业的属性、康养产业投融资机制、康养产业发展实践等开展了大量研究。

在概念界定方面，"康养产业""健康产业""养老产业"（国外称"银发经济"）、"老龄产业""养生产业"五个概念中，"养老产业"与"老龄产业"的研究范畴相同，都是指为"老年人"这一特定人群提供产品或劳务，满足其生活需求的经营活动的总称。这使得这两个概念与"康养产业""健康产业""养生产业"具有明显的区别；另一方面，由于对"健康产业""养老产业""老龄产业"的研究时间较长，目前对于这些概念基本上形成了比较权威的界定，从而使得其研究范畴得以确定。特别是，国内对于"健康产业"的界定经历了一个从狭义的"健康服务业"到广义的"大健康产业"的最新变化，而这种变化也使得国内理论界和政府部门对于"健康产业"的研究范畴能够与国际上保持一致，为在该领域开展国内外理论交流和政府合作奠定了基础。相比较而言，目前对于"康养产业"的概念界定尚不清晰。

三、康养产业体系图

（一）康养产业体系

表 1-3　康养产业体系

二级子产业	康养农业		康养制造业		康养服务业	
三级子产业	有机农业种植		医药制造业	医疗器械业	医疗服务业	康复服务业
	中草药种植		保健器具业	保健品行业	中医药服务业	养老产业
	观光农业				健康体检行业	护理服务业
四级子产业	蔬菜种植	高效农业	智能家居	健康电器	健身运动	整形美容
	水果种植	中草药栽培	康复器具	可穿戴设备	社区养老	养老地产

续表

二级子产业	康养农业		康养制造业		康养服务业	
四级子产业	育种业	观光种植业	健身服装	中药制剂	机构养老	居家养老
	育苗业	无土栽培	手术器械	中药饮片	旅居养老	癌症筛查
	无公害蔬菜种植	林下种植	西药制造业	卫生材料制造	中医调理	运动康复
	大棚蔬菜种植		疫苗制造		孕产服务	精准体检
					影像筛查	日间手术
					智慧医疗	医疗问诊
					度假旅游	针灸理疗
					幼儿护理	医美业
					第三方检验	

（二）康养产业链全景图

表 1-4　康养产业链全景图

内容	要素构成	现有主体	面向人群	核心竞争力
体检	常规体检、癌症早期检测、基因检测	市区公立医院、市区民营医院、连锁体检机构	有消费能力的所有人群	体检与旅游相结合；个体化健康监管服务；体检项目细化
健康康复	运动、餐饮、洗肠、SPA、中西医按摩推拿、拔火罐、针灸、艾灸、太极、茶道等	城市理疗馆	躯体亚健康、心理亚健康、社交亚健康、情感亚健康、行为亚健康的群体	疗效；服务项目综合性；生态环境；人性化服务
养老	老年大学、常规体检、日常护理、老年公寓	养老院	主要针对 55 岁至 75 岁的健康老人，且有消费能力及意愿	人性化服务、区位、配套设施、生态环境

续表

内容	要素构成	现有主体	面向人群	核心竞争力
癌症治疗	癌症检测、医学护工等	公立医院	癌症早期群体	疗效、品牌、服务水平
美容美体	羊胎素、肉毒杆菌、玻尿酸、微整形等	市区连锁美容品牌	中青年女性群体	区位、配套设施、生态环境
文化养生	国学、佛学养生、禅修、道家养生、太极、茶道、书画等	寺庙、道观、国学馆	中老年群体	文化资源、区位、生态环境
慢病康复疗养	中医问诊、食疗机构、常规理疗项目等	公立医院、市区疗养机构	高血压、高血脂、高血糖、肥胖症及抑郁症等慢性病	生态环境、区位
康养培训	医院护工培训、护士学历教育、医生在职培训	各大医学院	康养旅游产业服务人员	品牌、实践环境

第二章　攀枝花康养产业发展实践历程

一、攀枝花市概况

攀枝花 1965 年建市，是全国唯一以花命名的城市，享有"花是一座城，城是一朵花"的美誉。全市行政区域面积 7414 平方公里，辖东区、西区、仁和区和米易县、盐边县，常住人口 121.4 万，工业化率 47.4%、城镇化率为 69.92%。攀枝花近 60 年开发建设历程，主要经历了三个发展阶段，即以攀钢项目为标志的钢铁基地建设时期、以二滩电站项目为标志的清洁能源基地建设时期以及以发展康养产业、钒钛产业为标志的康养胜地和钒钛产业基地建设时期。每个阶段都有标志性的重大项目和产业成果，在当时都发挥了引领作用，为全省乃至全国相关领域做出了重要贡献。2022 年，全市地区生产总值 1220.52 亿元、增长 3.5%，规上工业增加值增长 5.9%，全社会固定资产投资增长 10.2%，社会消费品零售总额 285.7亿元、增长 2.7%，城镇、农村居民人均可支配收入分别达 50009 元、23364 元，增长 4.4%和 6.3%。

川西南滇西北现代化区域中心城市。攀枝花位于川滇交界处，是凉山、昭通、楚雄、大理、丽江五市（州）的几何中心，与五市（州）首府直线距离均在 200公里左右，所处的川西南滇西北区域幅员广阔、资源富集、潜力巨大。被列为全国性综合交通枢纽和生产服务型国家物流枢纽承载城市，新成昆铁路以及丽攀、攀大（攀枝花境）等多条高速公路建成通车，以攀枝花为中心的 2 小时经济圈逐步呈现；正加快推进机场改造提升和宜西攀铁路、攀丽大铁路、攀宜高速公路、攀盐高速公路等建设，着力打造四川南向开放门户，推动形成与毗邻县（市）1小时、与毗邻市（州）2 小时、与成渝贵昆 3 小时的交通圈，积极构建市域"内圈"、金沙江区域"中圈"、成渝贵昆"外圈""三个圈层"经济地理空间，加快建设川西南滇西北现代化区域中心城市。

三线建设英雄城市。上世纪 60 年代，攀枝花因特殊的地理位置和丰富的矿产资源，被国家列为三线建设的重中之重，成为新中国首批资源开发特区。开发建设以来，全国数十万建设大军奔赴攀枝花，以英雄气概投身钢铁基地大会战，创造了在 2.5 平方公里坡地上布局成套大型钢铁联合企业、攻克用普通高炉冶炼钒钛磁铁矿的世界性难题等奇迹，圆满完成了国家战备任务，为新中国工业化和现代化贡献了重要力量。在激情燃烧的三线建设英雄实践中，孕育铸就了"艰苦创业、无私奉献、团结协作、勇于创新"的三线精神，在攀拍摄的央视热播电视剧《火红年华》全景反映了这一光辉历程。

中国钒钛之都。境内矿产资源富集，已发现矿产 76 种，钛、钒资源储量分别居世界第一和第三。被全域纳入攀西国家战略资源创新开发试验区，形成了从钛矿到钛材的钛金属全产业链和全系列冶金用钒制品产业链，是国内第一、世界第二的钒制品生产基地和国内最大、全球重要的全流程钛工业基地。拥有钒钛资源综合利用国家重点实验室、全国钒钛磁铁矿综合利用标准化技术委员会等国省级创新平台 40 余个，科技创新水平指数居全省前列。当前，正大力实施工业强市战略，着力做强钢铁钒钛产业生态圈、培育机械制造产业生态圈，构建现代化工业体系，加快建设新型材料工业城市，建强中国钒钛之都，打造世界级钒钛产业基地。

阳光花城·康养胜地。攀枝花是中国气候宜居城市、国家森林城市和国家园林城市，属南亚热带干热河谷气候，年均气温 20.7℃，森林覆盖率 62.38%，冬无严寒、夏无酷暑，是"一座没有冬天的城市"。被纳入国家现代农业示范区、全国首批特色农产品优势区、全国立体农业示范点和"南菜北调"基地，是四川唯一的亚热带水果生产基地，盛产各类特色"攀果"和早春蔬菜。攀枝花是国家卫生城市和中国优秀旅游城市，教育和医疗水平区域领先，康养旅游度假产业蓬勃发展，入选首批国家医养结合试点城市、中国康养 20 强市、中国城市宜居竞争力排行榜 50 强，两次入选中国最具幸福感城市。当前，正深入实施精明增长、城乡融合战略，大力推动安宁河流域高质量发展，统筹推进老城更新和新区建设，积极开展"四花"行动，打造区域优质教育、医疗健康、时尚消费"三大中心"，构建阳光康养产业生态圈，建设高品质生活宜居地，打造"天府第二粮仓"和阳光康养旅游目的地。

清洁能源产业基地。攀枝花是国家"西电东输"重要基地、全国新能源示范创建城市和全省水电消纳产业示范区，工业副产氢丰富，约有 930 万千瓦风电和光伏资源待开发，境内水电装机 660 万千瓦，水电富余量大，电解水制氢潜力巨大。钒、钛、石墨等氢能原材料保障优势突出，磷酸铁、钛酸锂、石墨电极等新能源电池配套产业体系日渐成型。能源结构绿色转型加快推进，氢燃料电池车应用前景广泛，钢铁、钒钛冶金氢能需求量大，抽水蓄能、全钒液流电池等储能产业前景可期。当前，正深入落实国家"双碳"部署，大力推动绿色低碳产业发展，积极培育新能源产业生态圈，推动"水风光氢储"五位一体、多能互补、协调发展，特别是聚焦打造氢能产业示范城市、新能源示范城市、绿色低碳产业集中承载地，培育壮大多元绿色氢制备、储存、运输、应用产业，积极建设区域氢能装备制造高地，着力推动氢能全要素全产业链发展。

当前，攀枝花进入了第四个发展阶段——推动高质量发展、扎实推进共同富裕的阶段。全市上下正坚定以习近平新时代中国特色社会主义思想为指导，深入学习贯彻党的二十大和习近平总书记来川视察重要指示精神，大力传承弘扬三线精神和"攀登、创新、阳光、包容"的新时代攀枝花精神，坚持以中国式现代化为引领，全面贯彻省委"总牵引""总抓手""总思路"，以加快建设川西南滇西北现代化区域中心城市为战略目标，以高质量发展建设共同富裕试验区为战略牵引，以工业强市、精明增长、城乡融合为战略重点，以攀枝花市域"内圈"、金沙江区域"中圈"、成渝贵昆"外圈""三个圈层"为战略空间，扎实推动共同富裕，全面建设产业兴、城市美、万家和的幸福美好攀枝花。

二、国内率先树起康养产业旗帜

2004 年，攀枝花市委市政府提出产业转型，积极发展生态旅游产业，高起点谋划发展路径。统筹考虑产业发展基础、地区文化特色、土地利用情况、生态环境保护等因素，编制了中国阳光康养旅游城市发展等相关规划，出台《攀枝花市推进医养结合试点实施方案》《攀枝花市促进健康服务业发展实施方案》《关于加快发展体育产业促进体育消费的实施意见》等系列指导性文件；2010 年率先提出"康养"概念，成为全国康养产业的首倡者、先行者和标准的提供者。在发展战略上，将"中国阳光花城"作为未来发展的三大战略定位之一。

2012 年，启动创建中国阳光康养旅游城市工作，利用独特的光热资源优势，推动康养旅游产业蓬勃发展。2014 年 12 月，首届中国康养产业发展论坛在攀枝花市成功举办，成为引领全国康养产业发展的"风向标"。

经过十余年的积极探索和发展，攀枝花市先后获得中国康养城市排行榜 50 强、全国康养产业可持续发展能力十强地级市、中国优秀旅游城市、国家森林城市、国家园林城市、中国城市宜居竞争力排行榜 50 强、国家医养结合试点城市、国家康复器具产业综合创新试点城市、国家智慧健康养老示范基地等荣誉称号，初步形成"冬季暖阳·夏季清凉"康养城市品牌。

人民健康是民族昌盛和国家富强的重要标志。党的十八大以来，以习近平同志为核心的党中央提出了"绿水青山就是金山银山""把人民健康放在优先发展战略地位"等重要论断，特别是党的十九届五中全会提出的全面推进"健康中国建设"和"实施积极应对人口老龄化"国家战略、国务院发布的《"健康中国 2030"规划纲要》，康养产业面临难得的发展机遇。攀枝花早在 2010 年就在国内率先树起康养产业旗帜，顺应了新发展阶段、新发展理念、新发展格局的要求，确定了攀枝花未来发展的大趋势、大方位、大目标，开拓了攀枝花转型发展之路，引领攀枝花经济和社会实现可持续发展。

三、提出攀枝花发展康养产业的"六度禀赋"

攀枝花拥有发展康养产业的独特的资源禀赋。攀西大裂谷地带位于青藏高原和云贵高原的结合部，经过 3 亿 7 千万年的长时间的构造运动而形成，因其气候条件独特，日照充沛，四季无冬，物产丰富，被命名为"中国暖谷"。攀枝花位于攀西大裂谷中，这里一年四季鲜花盛开，瓜果飘香，生机蓬勃，拥有特别适宜人类休养生息的海拔高度、温度、湿度、洁净度、优产度、和谐度，为发展康养产业提供了良好的基础。

海拔高度方面，攀枝花海拔最高 4195.5 米，海拔最低 937 米，海拔相对高度 3258.5 米，一般相对高度 1500~2000 米。科学研究表明，最有益人居的海拔高度是 1000~1500m。在这一区间紫外线强度为 7~10，既有阳光的温暖，又没有烈日的灼烧，长期居住于此有利于加快人体新陈代谢，对人的睡眠、心肺功能、造血功能等多项生理指标都会显著改善，从而促进肌体健康。

温度方面，科学研究表明，人体最适宜的温度为 18~24℃。攀枝花属南亚热带干热河谷气候，全年平均气温 20℃，年均日照 2700 小时，冬季温暖，夏季凉爽，素有"内陆三亚"的美誉，尤其适宜御寒避暑。

湿度方面，科学研究表明，人体最适宜的湿度为 45%~65%，这一区间有益于人们调养身体、舒缓情绪、预防疾病，特别是对风湿病、关节炎、气管炎等常见疾病具有显著的自然疗效。攀枝花年均湿度 55%~65%，长年舒适干爽，夏季不会让人感觉闷热难耐，冬季不会让人感觉阴湿寒冷。

洁净度方面，攀枝花森林覆盖率达 62.38%，空气质量优良率在 99.2%左右，人均公园绿地面积 12.1 ㎡，负氧离子每立方厘米含量超过 10000 个，是真正的天然空调和天然氧吧，适合呼吸系统病患者静养，湛蓝天空，清新空气，成就中国康养"天然洗肺场"。

优产度方面，安宁河平原是四川第二大平原，四川的主要"粮仓"、第二大蔬菜基地和唯一的亚热带水果产业带，为生态康养产业发展提供了独一无二的物质基础。日照充足、雨量充沛，独特的气候条件造就了农产品早、稀、特、优的特点，一年四季盛产上百种鲜果，水果中富含活性蛋白、矿物素等天然营养成分。

和谐度方面，攀枝花地处"藏彝文化走廊"腹地，金沙江流域中心，彝族、苗族、傈僳族等 43 个少数民族散杂居住，各民族包容共生、和谐相处、团结友善。彝族火把节、傈僳族约德节、大笮文化、颛顼文化以及各色民族村寨是历史悠久的本土文化的集中体现。攀枝花是因新中国"三线建设"诞生和发展起来的城市，是"三线建设"的成功典范和缩影，丰富的工业遗存是鲜活的文化旅游和国民教育素材。传统文化和"三线文化"共同造就了共存共荣、交相辉映的多元文化，融汇成了包容开放、海纳百川的现代攀枝花文化。

四、制定特色康养产业标准

为推动康养产业发展，攀枝花市政府扎实推进康养产业标准制定，成为全国康养标准首发地。

在康养产业标准体系构建方面，突出示范引领，分行业布局标准化试点示范点，实施康养标准化管理，促进全市康养产业规范化发展。2017 年 12 月，经四川省主管部门审定同意，攀枝花在全国率先发布《攀枝花市康养产业基础术语》《攀枝花市候鸟型养老服务规范》《攀枝花市运动康复行为指南》等 22 项区域性康养产业地方标准，其中涉及养老的 4 项标准已在全省推广应用。截至 2022 年年底，制定完成并发布了 31 项康养地方标准（表 2-1 攀枝花市已发布康养标准），涵盖运动、文旅、医疗、农业、工业五大领域。编制 80 余项无公害农产品生产标准和技术操作规程，探索制定医养结合机构老年人健康管理、危重症识别与转诊等 7 项标准（指南）。成功创建农业部标准化示范基地（场）20 多个， 2021 年，成立全国服务标准化委员会康养产业标准工作组。

表 2-1　攀枝花市已发布康养标准

序号	标准编号	名称	发布时间	实施时间
1	DB510400/T 162-2017	攀枝花市康养产业基础术语	2017-12-05	2018-01-01
2	DB510400/T 163-2017	攀枝花市候鸟型养老服务规范	2017-12-05	2018-01-01
3	DB510400/T 164-2017	攀枝花市社区居家养老服务规范	2017-12-05	2018-01-01
4	DB510400/T 165-2017	攀枝花市社区居家养老服务质量评价通则	2017-12-05	2018-01-01
5	DB510400/T 166-2017	攀枝花市老年康养社区建设基本要求	2017-12-05	2018-01-01
6	DB510400/T 167-2017	攀枝花市养老机构护理区建设基本要求	2017-12-05	2018-01-01
7	DB510400/T 168-2017	攀枝花市康养民居旅馆服务质量等级划分基本要求	2017-12-05	2018-01-01
8	DB510400/T 169-2017	攀枝花市运动康复行为指南	2017-12-05	2018-01-01
9	DB510400/T 170-2017	攀枝花市运动康养特色小镇建设基本要求	2017-12-05	2018-01-01
10	DB510400/T 171-2017	攀枝花市汽车自驾游服务规范	2017-12-05	2018-01-01
11	DB510400/T 172-2017	攀枝花市工业旅游服务规范	2017-12-05	2018-01-01
12	DB510400/T 173-2017	攀枝花市特产店建设和改造规范	2017-12-05	2018-01-01
13	DB510400/T 174-2017	攀枝花市金沙江雅砻江流域旅游活动环境与生态保护行为规范	2017-12-05	2018-01-01

续表

序号	标准编号	名称	发布时间	实施时间
14	DB 5104/T1-2018	攀枝花市康养产业图形符号设置及维护指南	2018-12-01	2019-01-01
15	DB 5104/T2-2018	攀枝花市康养志愿者服务管理规范	2018-12-01	2019-01-01
16	DB 5104/T3-2018	攀枝花市养老护理常见风险防范基本要求	2018-12-01	2019-01-01
17	DB 5104/T4-2018	攀枝花市疗养型康养服务规范	2018-12-01	2019-01-01
18	DB 5104/T5-2018	攀枝花市健康养生膳食指南	2018-12-01	2019-01-01
19	DB 5104/T6-2018	攀枝花市家庭病床诊疗服务规范	2018-12-01	2019-01-01
20	DB 5104/T7-2018	攀枝花市老年人健康档案的建立与管理规范	2018-12-01	2019-01-01
21	DB 5104/T8-2018	攀枝花市医养结合机构老年人常规健康管理指南	2018-12-01	2019-01-01
22	DB 5104/T9-2018	攀枝花市医养机构老年人突发危重症识别处置转诊指南	2018-12-01	2019-01-01
23	DB5104/T22-2020	国际康养旅游度假区建设服务和管理规范	2020-09-10	2020-10-09
24	DB5104/T23-2020	医养结合服务点第1部分：通用要求	2020-09-10	2020-10-09
25	DB5104/T24-2020	医养结合服务点第2部分：母婴保健及托育服务类	2020-09-10	2020-10-09
26	DB5104/T25-2020	医养结合服务点第3部分：老年住宿服务类	2020-09-10	2020-10-09
27	DB5104/T26-2020	特色康养村建设管理服务规范	2020-09-10	2020-10-09
28	DB5104/T27-2020	康养旅居地精品酒店建设、服务与管理规范	2020-09-10	2020-10-09
29	DB5104/T28-2020	康养旅居地老龄友好康养社区建设、服务与管理规范	2020-09-10	2020-10-09
30	DB5104/T29-2020	康养旅居地汽车露营地建设、服务与管理规范	2020-09-10	2020-10-09
31	DB5104/T30-2020	康养旅居地康养民宿建设、服务与管理规范	2020-09-10	2020-10-09

（统计截至 2022 年）

在康养产业统计监测体系构建方面，2018 年，制定攀枝花市康养产业统计分类标准和核算方案，印发《攀枝花市康养产业监测制度（试行）》；2019 年，在系统总结试点工作方法和经验的基础上，开展全市康养产业增加值试算；2020 年，在全省率先建立康养产业统计监测机制，制定《攀枝花市康养产业增加值核算方案（试行）》，修订完善的康养产业统计分类标准、统计报表以及核算方法，《攀枝花市康养产业监测制度》获得省统计局正式批复，标志着攀枝花在全省率先开展了康养产业统计工作，弥补了当前康养产业统计监测体系缺失空白，为攀枝花建设成为全国康养产业统计试点城市打下良好开端。

五、引领支撑体系持续完善

自攀枝花发展康养产业以来，攀枝花市政府始终对康养产业发展保持着极高的关注度和支持度，引领康养产业支撑体系持续完善。

（一）配套基础设施保障

对外立体交通体系逐步构建，成昆铁路扩能改造工程全面完成，攀枝花至成都、昆明动车通车，打破攀枝花不通动车的历史，攀成都两地进入"三小时时代"；攀大高速四川段建成通车，宜西攀丽大时速 350 公里的高铁列入四川省"十四五"综合交通规划，未来"两小时时代"很快来到；丽攀高速公路全面通车；国、省干线公路改造和行政村通水泥路任务全面完成。2022 年，全市铁路营运里程 0.034 万公里。公路里程 0.535 万公里，同比增长 0.231%。高速公路里程 233 公里。国道里程 360.619 公里，省道里程 566.591 公里，县道里程 1301.358 公里，乡道里程 1175.73 公里，村道里程 1714.887 公里。桥梁 647 个。客运站 3 个。民用汽车拥有量 313149 辆，同比增长 35.92%。内河航道里程 0.0383 万公里。民航机场（含通用机场）1 个。通信"无线城市"顺利推进，建成全光网城市。楚攀天然气管道全面通气，结束攀枝花没有管道天然气的历史。2022 年，全市电力装机容量 0.0775 亿千瓦。天然气实物量 2 亿立方米，同比增长 5364.93%。原煤实物量 76645.45 万吨，同比减少 0.2%。原油实物量（成品油消耗量）汽油 21.4 万吨，柴油 49.19 万吨，汽油同比减少 1.71%，柴油同比增长 9.59%。5 万千瓦以上水电站 5 座。金沙水电站全面投产发电，观音岩引水工程实现中心城区通水。银江水电站是全国唯一在城市中心区在建的大型水电站，是金沙江中游"一库十级"规划的最末一级，项目完工后，一个岸长 16 公里、总库容 5900 万立方米的"高峡平湖"将"环抱"攀枝花主城区，一幅"水在城中。水城相融"的壮美画卷将展现在人们面前。《四川省国民经济和社会发展第十四个五年规划和二〇三五年远景目标纲要》提出，支持宜宾、泸州、攀枝花、达州建设联接长江黄金水道和西部陆海新通道的枢纽节点。以融入全国高速铁路网络为重点，加快建设"四向八廊"战略大通道。拓展川黔粤桂、川滇走廊，加快建设成自宜、渝昆高铁，争取将大理至攀枝花、宜宾至西昌至攀枝花等高铁纳入国家规划，实施隆黄铁路隆叙段、成渝铁路成隆段扩能改造等西部陆海新通道西线通道重点项目，推进宜攀、西香等高速公路建设，形成南向至粤港澳大湾区、北部湾、云南大通道。争取将川藏铁路引入成都枢纽线、昭通至攀枝花、珙县至叙永铁路纳入国家规划。增强泸州—宜宾、攀枝花、达州、广元等全国性综合交通枢纽衔接牵引能力，培育区域性综合交通枢纽。

（二）完善人才保障

攀枝花市政府联合攀枝花学院创办了国内首家康养学院，支持攀西职业技术学院、市经贸旅游学校等职业院校发展康养教育，引进中医、康复等专业人才 10 余名，增设健康服务与管理、康复治疗学等专业，开展了"养老护理员、母婴护理员、育婴员、健康管理师"等 4 个职业技能等级认定第三方评价工作。积极创新办学机制，加大办学投入，做好学历教育、学术研究、技能培训等，面向康养产业从业人员深入开展医疗护理、生活照料、健康管理、康复保健、心理疏导、营养配餐等技能培训，努力建成全省乃至全国名副其实的康养产业人才培育"摇篮"。每年培养各类康养专业人才 1000 多人，不断提升从业人员的业务技能和综合素养，从人才供给上为康养产业提供支撑。积极申报国家级康养高技能人才培训基地，完善"学院教育+基地教育+专业化培训"大健康专业人才培训机制，依托攀枝花国际康养学院、全科医生培训基地，加强与四川大学、中山大学等高校合作，狠抓康养职业技能培训，培养更多康养梯级专业人才。成立了市康养产业发展专家委员会，落实《攀枝花人才新政七条》（攀委办发〔2017〕26 号），实施康养产业重大人才工程，鼓励并优先支持涉及康养产业的人才项目建设；加快推进全国康养产业标准化技术委员会创建。将中国康养产业发展论坛专家服务常态化，依托高校学者、行业管理人员、企业家等力量，定期举办康养产业发展沙龙，搭建经验交流、路径探索平台。

（三）创新组织保障

成立了由市委、市政府主要领导担任组长的市康养产业发展领导小组，下设办公室、规划建设组、产业发展组、营销策划组，构建起领导小组牵头抓总、"1+3"工作组具体落实的工作机制。为全面加强康养产业的组织领导，2019 年机构改革时，在市发展改革委增挂攀枝花市康养产业发展局牌子，该局为全国首个康养工作行政机构，市发展改革委增设康养产业发展综合科，承担康养产业发展局工作。2020 年 10 月，市委机构编制委员会同意设立攀枝花市康养产业发展中心。该中心为市政府直属公益一类事业单位，由市发展改革委代管，核定事业编制 15 名，后增至 20 名。目前，市康养产业发展领导小组办公室由市发展改革委调整至市康养产业发展中心，构建起"高层推动、市县联动、企业主动、项目带动"的工作机制，有序有力推动康养产业发展。市康养办联合市委目标绩效办，对康养产业发展年度重点工作以及重点项目建设，通过"月统计、季通报、年评估"等工作机制，加强督查督办，提高工作效率和质量，为康养产业高质量发展提供坚强保障。

（四）强化政策保障

自 2012 年提出创建"中国阳光康养旅游城市"目标，并通过《中国阳光康养旅游城市发展规划》以来，攀枝花市政府不断出台相应政策，支持和保障攀枝花康养产业发展；2015 年，攀枝花相继出台《攀枝花纵向医疗联合体建设实施方案》等政策文件，从养老服务业、养老医疗等方面全面支撑康养产业做大做强；2016年攀枝花市政府提出发展"康养+"以来，推出《攀枝花阳光康养产业试验区发展规划》《攀枝花康养产业人才发展规划》《攀枝花康养产业人才中长期发展规划》《攀枝花市促进健康服务业发展实施规划》《关于支持养老服务业发展若干意见》等 10多个政策文件，分别从人才政策、资金保障、项目引进等各方面支持"康养+"发展。同时，攀枝花也在大力深化公立医院改革，改造升级医疗设施，从医疗方面全面保障康养产业发展。不断完善用地政策，为康养产业发展提供土地保障，先后出台《加强全市康养产业项目用地保障工作的意见》《全市康养产业发展"5115"工程项目规划设计方案评审机制》等用地政策，全力支持康养产业项目发展。

攀枝花康养产业具有全龄化服务、全时段开放、全域化布局的特点（见图 2-1）。

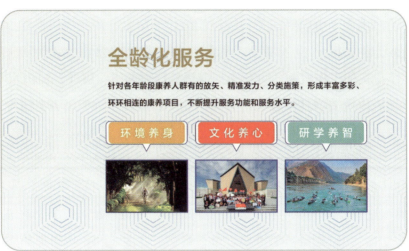

（a）全龄化服务

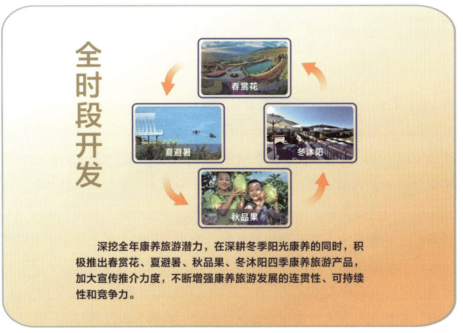

（b）全时段开放

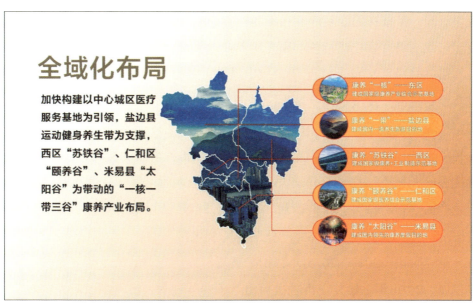

（c）全域化布局

图 2-1　攀枝花康养产业特点

六、彰显阳光康养特色品牌

2006 年，攀枝花开始将"阳光"这一形象融入旅游发展，打造"攀西阳光生态旅游"，到 2009 年提出打造"阳光花城"旅游形象，建设全国范围内优质的中国冬季阳光养生地。2010—2012 年，攀枝花持续推动阳光生态度假区建设，着力打造全国著名冬季阳光度假目的地。2012 年，制定出台了《中国阳光康养旅游城市发展规划（2012—2020 年）》；2014 年，攀枝花成功举办首届中国康养产业发展论坛，并申请创建"国家级阳光康养产业试验区"，成功塑造了阳光康养与休闲旅游的"攀枝花品牌"。2016 年至今，攀枝花进一步丰富了阳光康养的内涵，阳光康养综合产业实现快速发展。

攀枝花市的康养产业发展大致经历了"危中寻机、困中破局、变中求进"3个阶段。从概念到产业，从"孝敬爸妈，请带到攀枝花"到"一个人的丽江，两个人的大理，一家人的攀枝花"，从养生养老到青年养智、中年养心、老年养生到环境养身、文化养心、研学养智，从冬季旅游到旅居养老到"三全"理念（全域化布局、全龄化服务、全时段开发），从单一业态到融合发展构建阳光康养产业生态圈，攀枝花的康养产业在不断探索中前进，理念不断清晰，思路不断完善，逐步形成了具有攀枝花特色的阳光康养产业发展体系。

第一阶段，2004—2009 年，危中寻机，冬季旅游孕育催生康养产业。攀枝花是典型的资源开发型重工业城市，由于"重发展、轻环保"，2004 年被戴上"全国空气严重污染十大城市"的"帽子"。随后，攀枝花知耻而后勇，大力开展产业转型、城市转型，2005 年成功召开四川省首届冬季旅游发展大会，同年获颁"中国优秀旅游城市"称号，是继大庆、克拉玛依之后第三个获此称号的以工业和能源生产而建市的城市。自此以后，攀枝花开启了"以倾力打造中国阳光生态旅游度假区为重点，发展壮大第三产业"的转型之路。

第二阶段，2010—2015 年，困中破局，以旅居养老为主要业态的康养产业起步发展。2010 年，攀枝花市首次提出"康养"理念，将"中国阳光花城"作为未来发展的三大战略定位之一。2012 年，启动创建中国阳光康养旅游城市工作，利用独特的光热资源优势，推动康养旅游产业蓬勃发展，成为攀枝花市经济新的增长极。2014 年 7 月，民革中央在来攀调研后，向中共中央、国务院提交了《关于大力发展健康与养老产业的建议》，提出"将健康与养老产业定位为国家现代服务业发展战略中的一个重要方向，以医养结合为突破口，完善产业政策体系，抓好政策督促落实；重视专业人才培养；设立国家康养产业发展试验区"等若干意见和建议，并希望攀枝花为全国资源型城市转型发展提供"康养"范本，获得党和国家领导人的重要批示。2014 年 12 月，由民革中央、四川省政协共同主办，以"养生养老与经济转型"为主题的首届中国康养产业发展论坛在攀枝花市成功举办，迄今已举办五届，其中攀枝花市承办三届，秦皇岛市承办两届，成为引领全国康养产业发展的"风向标"。在此阶段，攀枝花市康养主要以"孝敬爸妈，请带到攀枝花"为宣传口号，通过开办公办养老服务机构、社区养老服务中心、民营养老机构和休闲度假机构等，为来攀过冬的"候鸟型老人"提供养老服务。

第三阶段，2016—2020 年，变中求进，"三全"理念加速推动康养产业融合发展。2016 年，攀枝花市委、市政府把康养产业确定为全市重点产业，2018 年，四川省委给予了攀枝花"建设国际阳光康养旅游目的地"的全新定位；2020 年，省委再次提出"支持攀枝花打造成渝地区阳光康养度假旅游"后花园""，彭清华书记莅攀调研对康养产业发展作出重要指示，为攀枝花市康养产业发展进一步指明了方向。在此阶段，市委、市政府先后提出"冬日暖阳·夏季清凉""三养三避""全域化布局、全龄化服务全时段开发"等发展理念，着力推动康养产业融合发展，康养产业的内涵及外延不断丰富，初步构建起独具特色的阳光康养产业发展体系。期间，成立了由市委、市政府主要领导担任组长的市康养产业发展领导小组，下设办公室、规划建设组、产业发展组、营销策划组，构建起领导小组牵头抓总、"1+3"工作组具体落实的工作机制，并配备专职工作力量，先后成立康养产业发展局、康养产业发展中心，明确"5115"项目抓手，实施专项统计分析，推动全市康养产业加快发展

2021年1月18日在攀枝花举办的第五届中国康养产业发展论坛上，全国政协副主席、民革中央常务副主席郑建邦高度肯定攀枝花康养产业发展成效，希望攀枝花继续探索做好"阳光"文章，努力使"康养攀枝花"成为健康中国战略落地落实的新典范。

攀枝花市十一届六次全会提出，要积极落实省委、省政府赋予攀枝花的"两区三地一粮仓一门户"新定位新要求，聚力实现"产业兴"，大力发展阳光康养旅游度假等现代服务业，打造阳光康养旅游目的地，到2027年康养产业增加值达到230亿元以上。

七、打造国际阳光康养旅游目的地

2018年，四川省委十一届三次全会提出攀西经济区建设国际阳光康养旅游目的地的全新定位，攀枝花市委提出将攀枝花打造成国际阳光康养旅游目的地的示范引领区和产业融合、协调发展、效益明显的阳光生态经济走廊。攀枝花市先后编制了《攀枝花市建设全国阳光康养旅游目的地研究报告》《攀枝花市关于建设全国阳光康养旅游目的地的实施意见》《全国阳光康养旅游目的地指标体系》等文件，梳理阳光康养旅游资源特色，全方位构建康养旅游产品体系，积极创建"全国阳光康养旅游目的地""国家全域旅游示范区""全国旅游休闲示范城市"。

在成渝地区双城经济圈建设背景下，攀枝花提出加快打造国际阳光康养度假旅游目的地，协同建设成渝地区双城经济圈高品质生活宜居地的"后花园"，携手成渝滇黔协同加快建设攀西文旅经济带和阳光生态经济走廊，协同推进巴蜀文化

旅游走廊建设和云南省世界一流"健康生活目的地"建设。充分发挥康养产业领先优势，协同带动成渝地区双城经济圈和毗邻地区康养产业高质量发展，促进成渝川滇地区的康养与农文旅融合发展。大力吸引海内外群众参与国际阳光康养度假旅游目的地建设、共享阳光康养之福。按照"养身、养心、养智，避寒、避暑、避霾"理念，围绕"一核一带三谷"康养产业布局，打造"冬日暖阳、夏季清凉"康养品牌，全力实施"5115"工程，推进全域化布局、全龄化服务、全时段开发，建成闻者向往、来者依恋、居者自豪的国际阳光康养旅游目的地。

构建成渝地区双城经济圈康养产业联盟。主动跟进国家"一带一路"倡议以及长江经济带和四川南向开放门户等战略，联合构建成渝地区双城经济圈康养产业联盟，扩大与重点康养市场的合作交流，实现各种康养产业要素在成渝地区双城经济圈内部更广范围和更深层次上的连接与聚合，推进康养产业全面融入国家和区域发展战略。发挥康养产业联盟纽带作用，以康养产业标准体系共建、互认及推广，技术、产品及人才双向多向交流，建设联盟信息化平台及成员间"云合作"机制，共同招商、捆绑经营、组团外向开发等形式，实质性推动联盟内资源要素共创共生共享，激发联盟活力、提升运行效度。

提出创建攀西国际阳光康养旅游目的地建设共同体。强化与凉山州各区县产业协作，扩大对外开放，增强城际合作，共建康养产业发展高层协调机制、康养产业协同创新机制、康养资源对接共享机制、康养产业跨区域融合发展机制和共建共享惠益机制等五大机制，打破行政区划壁垒，加快推动安宁河谷阳光康养经济带开发，以更紧密的协同机制开发康养市场潜力，协同创建攀西国际阳光康养旅游目的地建设共同体，加快形成区域内康养产业融合配套发展、错位发展、联动发展的新格局。

全面植入大香格里拉生态旅游经济圈。加强与大理、丽江等滇西北城市的合作，突出阳光康养错位发展定位，将攀枝花康养产业全面植入大香格里拉生态旅游经济圈，实现攀枝花康养旅游资源与大香格里拉特色旅游资源的优势互补，充分发挥整合协同效应，借力大香格里拉旅游经济圈品牌影响力，进一步带动提升攀枝花康养产业的国际国内影响力和号召力。

提出加快康养产业对外开放步伐。积极建立国际康养友好城市，学习借鉴先进经验，扩大攀枝花城市康养品牌海外影响；面向南亚、东南亚市场，多种方式开展康养科技研发、康养人才培养等交流合作；吸引泰国、老挝等东南亚国家欧美客流到攀枝花旅游、度假、康养；借地开发，在东南亚适宜地方合作进行康养种植和及康养农产品加工，弥补耕地数量短板，提高攀枝花康养制造品产量。

2022年，国际阳光康养旅游度假区项目全面推进，新增3~5个引领性、标志性"康养+"重大项目，康养+"产业体系进一步完善，各业态发展进一步融合与协调，康养进社区、康养进乡村初见成效，全对段开发、全龄化服务短板有效补齐，全域康养、全民健康的城市形象基本显现。

到2025年，攀枝花康养产业总体发展水平将全国领先，康养政策制度体系更加完善，康养社会氛围更加浓厚，全域康养产业协调发展，建成"国际阳光康养旅游目的地"和成渝地区双城经济圈阳光康养度假旅游"后花园"，成为中国阳光康养产业发展引领区。

发展目标：作为全国康养产业发展的探路者，攀枝花也持续借鉴其他康养城市的好做法好经验，不断丰富完善攀枝花康养产业发展内涵、壮大康养产业实力。下一步，攀枝花将以党的二十大精神为指引，按照省市总体发展战略，以共同富裕试验区建设为牵引，高质量推动康养与旅游、度假、运动、医疗、养老等产业深度融合发展，大力创造"金饭碗"，到2035年，实现康养产业增加值350亿元，为攀枝花产业兴、城市美、万家和贡献康养力量。

第三章 创新"康养+"产业融合发展模式

顺应康养产业融合发展的趋势，积极探索创新"康养+"产业融合发展模式，推动"康养+文旅"、"康养+运动"、"康养+医疗"、"康养+农业"、"康养+工业"等康养产业融合发展模式。将攀枝花康养产业发展与共同富裕试验区建设、"水风光氢储"五位一体清洁能源发展、绿色化数字化转型等紧密结合，通过"康养+"产业融合发展助力攀枝花打造阳光康养旅游目的地和成渝地区阳光康养度假旅游"后花园"，助推攀枝花康养产业实现低碳绿色发展，促进攀枝花康养产业及其相关产业融合发展。

一、产业融合的基本内涵

最早的产业融合研究源于"技术融合"研究，美国的 Rosenberg[40]（1963）把机械设备产业演化中的同一技术向不同产业扩散的现象定义为"技术融合"；Greensteina 和 Khanna[41]（1997）认为"产业融合是为了适应产业增长而发生的产业边界的收缩和消失"；厉无畏[42]（2002）认为所谓产业融合是指不同产业或同一产业内的不同行业，通过相互渗透、相互交叉，最终融为一体，逐步形成新产业的动态发展过程；周振华[43]（2002）认为，产业融合是传统产业边界模糊化和经济服务化的结果，导致了产业间复合经济效应的产生以及新型 "竞合"关系的建立；马健[44]（2006）认为：产业融合是由于技术进步和放松管制，发生在产业边界和交叉处的技术融合，改变了原有产业产品的特征和市场需求，导致产业的企业之间竞争合作关系发生改变，从而导致产业界限的模糊化甚至重划产业界限；刘雪婷认为，"产业融合已经突破信息技术的局限，成为经济领域的普遍现象。不仅能够催生新产品，扩宽新市场，使多个产业边界模糊化，最终实现产业整合"。

产业融合是伴随技术变革与扩散过程而出现的一种新经济现象，多数学者认为技术进步是产业融合产生的内在动力，管制放松是产业融合的外在动力。赵珏和张士引（2005）认为产业融合是技术创新、 商业模式创新、产业管制放松、需求结构升级等多因素之间互动的结果。

从产业间渗透、产业边界融合、产品整合到市场融合，研究内容从原本的电子信息通讯、印刷、计算机等延伸到金融业、房地产业、旅游业、文娱业等相关行业，产业融合带来新的机遇，是产业发展及经济增长的新动力。

康养产业是面向有健康需求的健康人群、亚健康人群和患病人群，提供包括康复、疗养、健康管理、运动、休闲、文化、旅游等多种服务的统一整体、综合有机的产业链，核心是对人群健康有价值和吸引力的康养产品。

康养产业涉及众多行业产业，其发展需要各相关产业的支撑与相互促进。从产业布局和产品供应来看，康养产业主要包括旅游、养老、养生、医疗、体育 5 大核心产业领域，联动生态农业、文化创意、金融保险、房地产、科技信息、森林草原等关联产业。只有有机、有效地进行产业融合，不断丰富康养业态，提供丰富的满足市场需求的各类康养产品和商品，才能促进康养产业的全面健康可持续发展。

二、攀枝花康养产业融合的基本情况

攀枝花结合本地资源及产业特点，深入研究产业市场，细分产业要素，在全国率先探索"康养+"产业融合发展模式，在"康养+"产业融合方面进行了大胆的创新。攀枝花将社会经济发展的重大事项与康养产业发展紧密结合，有效促进了康养产业的的健康发展。将康养产业发展与共同富裕试验区建设、"水风光氢储"五位一体清洁能源发展、绿色化数字化转型等紧密结合，使"水资源配置+抽水蓄能+新能源开发"三结合等重大项目与康养产业发展相互促进，有效推动了攀枝花康养产业逐步实现低碳绿色发展，成为了康养产业及其相关产业融合发展的成功典范。

从产业开发模式来看，攀枝花阳光康养产业属于典型的依托区域独特的自然资源和康体资源，依靠三线文化、移民文化、民族民俗文化等特色文化驱动，厚植"养身、养心、养智"等多功能多领域，提供多类型复合式公共产品和营利性产品。经过十来年的发展，初步形成"康养+运动"、"康养+文旅"、"康养+医疗"、

"康养+农业"、"康养+工业"等产业发展格局，不断丰富业态，满足人民群众的各种康养需求，建成了具有自身特点的发展模式。康养运动、康养文旅、康养医疗等重点产业快速发展，一批重大康养产业项目开工建设、竣工投用，每年吸引几十万长期客群到攀休闲、度假、康养。2017—2019 年，全市签约引进康养产业项目 81 个，协议金额达 590 亿元。2020 年全市康养产业产值 130.12 亿元，占全市地区生产总值的 12.5%，2021 年全市康养产值 144.7 亿元，占全市地区生产总值的 12.8%，2022 年全市康养产值 151.17 亿元，占全市地区生产总值的 12.4%。

（一）"康养+农业"立体化发展

攀枝花是四川唯一的亚热带水果产业带，独特的气候和水土，使得枇杷、草莓、樱桃、芒果、石榴等特色水果由春而冬次第成熟，特别是生长的全国"纬度最北、海拔最高、成熟最晚、品质最优"的芒果，深受国内外消费者喜爱。

1. 以项目为载体，积极推进现代农业产业体系建设

以现代农业园区建设为载体，调整完善现代农业"4+1"产业体系建设。2018 年至 2020 年，康养农业发展资金累计投入 3.42 亿元，康养农业项目投资 11.86 亿元。全面推进建设安宁河流域和金沙江沿岸农、文、旅融合项目、东区奶油果标准化生产示范园、米易县时光田园综合体等重点项目，巩固芒果基地、早春蔬菜基地、有机茶叶基地、优质蚕桑基地，培育系列热带高档精品花卉基地，建成涉农产业园区 29 个，产业基地景区 16 个，米易县成功创建为国家农业产业融合发展试点示范县。

2. 推动农文旅多业态协调发展

以传统民俗文化节和休闲体验为载体，推动"田园变公园""农区变景区"，因地制宜发展观光农业、体验农业、乡村旅游等新业态，建设美丽宜居乡村 52 个（图 3-1 全国文明村昔格达），创建开发新山梯田体验游、红格二滩休闲游等 8 条乡村精品旅游线路，建成休闲农业景区 17 个、省级农业主题公园 3 个、休闲农庄 40 个、农业科普基地 22 个。举办芒果节、石榴节、桃花节、樱桃采摘节、"三花"节、桑葚节等农业特色节庆活动。

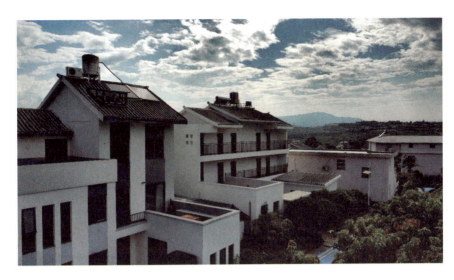

图 3-1 全国文明村昔格达

3.发展特色农业，强化农产品深加工

2020 年特色农业种（养）植面积 65197 公顷，其中，晚熟芒果 53392 公顷、早春蔬菜 10300 公顷、生态渔业养殖面积 1255 公顷；推行绿色发展，完善无公害农产品生产标准和技术操作规程 80 余项，全面推进化肥农药零增长和有机肥替代化肥行动。创新"稻菜轮作"和"种养循环"模式，"三品一标"农业种植面积 83300 公顷，生产"三品一标"农作物产品 89.25 万吨，"三品一标"获证产品数为 115 个；实现"康养+农业" 产值 73.06 亿元。加快中高端特色系列农产品精深加工，创新开发桑葚干、桃胶、油底肉等具有保健功能的 40 余种特色农产品作为"伴手礼"，丰富康养系列产品，增加农产品附加值。

（二）"康养+工业"高品质融合

近年来，攀枝花积极推进特色农产品深精加工、中药材加工、康复辅助器具制造等产业发展，推动康养药膳、康养护理等康养产品市场化，支持康养大数据中心产业化等。不断筑牢康养产业发展基础，加快释放发展潜力，康养工业发展迈出稳健步伐。

1.突出特色，完善康养工业体系

立足攀枝花特色资源，引导企业创新发展，聚焦"钒钛"文章，积极探索以康养辅助器械、钒钛康养用品和健康食品加工为核心的康养工业体系。2020 年全市有规模以上康养工业企业 19 家，实现规模以上"康养+工业"总产值 18.72 亿元，其中：食品加工企业 13 户，旅游文化用品加工企业 1 户，其他康养企业 5 户，涵盖酒、果干、农产品（食品）加工产品（大米、面粉、啤酒）、钒钛康养工业用品（钛厨具）、康养辅助器械产品（钛合金康复辅具）等 13 个产品种类。

2. 抓政策、强项目，提升康养"精品度"

紧盯智慧健康养老康养产业政策，建立"康养+工业"项目库，形成康养+钒钛生活制品、康养+康复器具、康养+医疗器械、智慧康养、康养农产品深加工等系列项目。2020 年全年"康养+工业"项目投资额 4.39 亿元，午跃科技、驰辉钛锆铪丝材项目、嘉翔钛业医用及航空工业用钛毛细管生产线项目、四喜农业桑果精深加工等 5 个项目完成建设进入生产阶段。

（三）"康养+医疗"高标准推进

攀枝花紧紧抓住"健康中国"建设的重大机遇，充分发挥医疗资源优势，以构建和优化多层次医疗服务体系、促进业态融合、增强发展驱动、强化要素保障为抓手，以发展多元化健康服务为重点，在强服务、助产业、促发展、聚人气上狠下功夫，不断完善健康服务供给，提升服务质效，深入推进"康养+医疗"发展，为健康攀枝花建设和城市转型发展提供了强力支撑。

1. 以项目为依托推进康养医疗提质升级

全市统筹建立"康养+医疗"项目库，逐步推进实施康养医疗项目。2020 年推进"康养+医疗" 项目 41 个。推动攀西科技城花城新区医院、妇女儿童医院等高端医疗机构建设等。同时建立普达颐养护理院、十方养生会馆、中西医结合医院治未病中心或养生旅游示范基地。

2. 加强合作，提高健康服务效能

实施《专家助力优势特色学科打造计划》，建成国家及省市级重点专科 122 个，邀请北京 301 医院、中国医学科学院阜外医院、四川大学华西医院等省内外大医院博士专家在攀建立工作站、心血管培训基地等；与大理大学等高校开展了合作共建；引进美年大健康体检、慈铭体检、爱尔眼科等一批连锁专科医疗、健康管理机构;引进 3D 打印康复辅具装配中心、盛泰康复医院等一批健康产业项目落户攀枝花。

3. 大力推进医养结合

2020 年以来,构建多层次、全覆盖医养结合服务体系,建立"养"设"医"、"医"办"养"、双向合作等多种类型的医养结合服务机构 50 余家;推进医养结合服务标准化,制定医养结合标准 9 项,建立医养结合服务示范点 4 个;推进医疗养老双向合作,100%的基层医疗机构与养老机构建立了协作关系,内设医疗机构的养老机构 8 个,养老机构建立医疗服务协作关系的医疗机构 49 个;创新开展"候鸟团健康服务""社区医养护"等医养服务,初步形成"养中有医,医中有养,医养结合"的格局。

4. 推进智慧医院和远程医疗建设

成为省级"互联网+医疗健康"试点示范市,搭建以三级医院为核心的智慧健康管理服务平台,将基层医疗机构和规模较大的医养结合机构联入三级医院远程心电、远程影像会诊等平台,为社区居民和康养人群提供智能远程健康监测、定制签约服务、预约转诊等医疗和健康管理服务,实现了慢性病的数字化管理。全市三级甲等综合医院门诊预约诊疗率达到 56.5%,三级医院市外住院患者占比接近 30%,2020 年医疗卫生总收入 38.67 亿元。

5. 加强政策和人员保障

市政府及相关部门出台了《攀枝花市推进医养结合试点实施方案》等 10 余个健康服务相关新政新规,夯实健康服务保障。优先保障医养结合机构用地,对医养老机构按照普通床位和特殊床位分别给予 1 万元和 2 万元一次性建设补助,根据收养老年人失能程度按月给予 100~300 元运营补助等。其次,强化医保支撑。将全市医院接入了医保省级平台,市内各大医院和县区综合医院均开通了跨省异地就医即时结算业务,将符合条件的医养结合机构纳入医保定点单位;建立"学院教育+基地教育+专业培训"三位一体的"大健康"专业人才培养机制,持续为医养结合医疗、养老护理专业人才队伍。

（四）"康养+文旅"特色化发展

充分发挥攀枝花得天独厚的温度、湿度、海拔高度、洁净度、优产度、和谐度"六度"优势，以游客需求侧变化为导向，创新发展"康养+文旅"产业，全力做精康养文旅产品，做大康养文旅市场，做优康养文旅服务。推动文旅体康深度融合发展，积极创建国家全域旅游示范区。

1. 突出政策引领，强化资金保障

成立由市长任组长的攀枝花市康养旅游发展领导小组，先后出台《关于加快阳光康养产业发展的政策意见》《拓展旅游市场优惠政策》《攀枝花市建设全国阳光康养旅游目的地实施意见》《攀枝花市人民政府办公室关于整合和规范全市产业扶持政策资金的实施意见》《攀枝花市推动"文旅+"产业融合发展若干政策》等支持政策，编制《中国阳光康养旅游城市发展规划》《创建（中国）阳光康养试验区发展规划》等规划。设立了康养产业发展专项资金，积极争取国家、省级资金支持，在财政资金的贷款贴息、基建补贴、以奖代补等杠杆撬动下，大量社会资本涌入"康养+文旅"产业。这一系列政策和资金支持措施有力引领、推动了"康养+文旅"产业快速有序发展。

2. 瞄准康养人群，丰富文旅业态

针对以青年人为重点的养身人群，打造"运动健体"文旅产品。依托国家级皮划艇激流回旋、射击射箭集训基地和省级飞碟队集训基地等，开展训练、比赛、山地运动、自驾度假等康养运动活动；针对以中年人为重点的养心人群，打造"休闲静养"文旅产品，大力发展佛禅养心、保健养生产品，成功创建四川省首个养生旅游示范基地。探索旅游新村经营模式，引导农户采用公司+农户、旅行社+农户等多种形式发展田园观光、乡村采摘、休闲度假、阳光康养；针对以老年人为重点的养老人群，打造"照护颐养"文旅产品。引入日、韩等先进康养模式，引进慈铭、美年大健康等体检中心，引进洲际皇冠假日酒店、希尔顿酒店等项目，建成社区日间照料中心206个、养老机构63个，拥有康养床位5万余张，大大提高了康养接待能力。突出三线建设文化（图3-2 游客参观攀枝花中国三线建设博物馆）、康养文化，建设了一批集养生、养老、观光、休闲、度假、运动等多功能为一体的文化旅游项目，丰富康养文旅业态，满足不同群体康养需求。

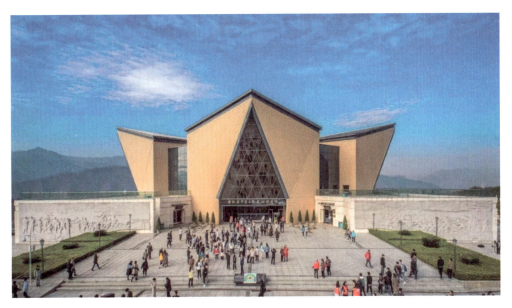

图 3-2 游客参观攀枝花中国三线建设博物馆

3. 统筹规划布局,创建文旅融合示范项目

对全市文旅项目进行统筹规划,形成"一核一带三谷"的整体布局,发挥地方特色,避免同质化竞争。狠抓项目落实,将"康养+文旅"项目建设纳入全市"急难险重"任务进行目标考核,实行一个重大项目、一名领导牵头、一套专门班子、一个奖惩制度的推进机制,全力协调推动项目落地、基础设施配套,确保项目建设顺利实施。推动实施普达阳光国际康养度假区、红格国际运动康养温泉度假区、金杯半山·米易太阳谷、攀西欢乐阳光谷等大型综合康养文旅示范项目。相继整合推出"绿色康养·生态休闲""游阳光花城·铸三线精神"等多条攀西地区红色旅游研学线路及市内精品旅游线路。至 2020 年,全市现有 A 级以上旅游景区 23 个,天府旅游名镇 1 个、名村 3 个,全国乡村旅游重点村 1 个、省级乡村旅游重点村 16 个,星级旅游酒店 14 家。2020 年康养旅游项目 78 个,完成投资 41.35 亿元;全市共接待游客 2197.46 万人次,其中康养旅游人数 1972.18 万人次,实现旅游收入 313.91 亿元,其中康养旅游收入 272.07 亿元;规模以上文化和娱乐业营业收入 8098.6 万元。

4. 打好开放合作、宣传营销和服务管理组合拳

坚持以开放求发展、以合作促进步，内引外联，提速增效。建立招商项目数据库，市委、市政府领导每两个月至少带队外出招商一次，加强与北京、成都、重庆、新疆、昆明、丽江、大理等交流，明确在产品推介、客源组织、项目招商、人才培养等多方面合作；成功举办中国康养产业发展论坛，攀枝花康养民宿产业发展论坛，第六届四川自驾游交易博览会，国际自行车赛等各类论坛、会议和赛事，连续举办十一届攀枝花欢乐阳光节等节庆活动，加强"阳光花城、康养胜地"城市品牌形象宣传；坚持向管理要效益、以质量树品牌，着力加强文旅行业规范化、标准化、品牌化建设，狠抓标准研究，完成了31项康养文旅有关的地方标准。启动国家康养旅游示范基地、天府旅游名县等品牌创建工作，加强从业人员培养培训，狠抓市场监督管理，提升管理服务质量。支持攀枝花与凉山共建阳光康养旅游目的地，构建"吃住行游购娱"全产业链，打造特色康养文旅产业集群。积极承办重大文化和旅游活动，打造"攀大丽香"精品旅游环线。加快三线文化等重点文旅资源开发，打造金沙江、雅砻江、安宁河沿岸阳光生态经济走廊，发展大健康产业，创建国家全域旅游示范区，融入"攀大丽香"旅游"金三角"一体化发展。

（五）"康养+运动"基础更完善

攀枝花发挥"六度"禀赋优势，结合冬季阳光明媚、温暖融意的资源优势，重点发展体育竞训服务产业，大力培育和开发"体育+"产业市场，打造健身、赛事、竞训"三位一体"阳光运动品牌，形成多品牌康养运动中心区，建设体育强市。

1. 加强体育运动基础设施建设

突出资源特色优势，围绕体育竞训和康养运动，大力加强体育基础设施建设。建有国际体育竞训基地，市、县（区）两级综合体育场馆，新建市青少年体育活动中心、市老年体育活动中心。在全省率先实现乡（镇）和行政村"农民体育健身工程"全覆盖，建成省级农民体育示范工程8个。在城市农村社区、居民小区、康养度假区、贫困村、旅游新村、新建楼盘等累计安装 1000 余套全民健身路径和

休闲健身设施。统筹规划建设城市景观与健身步道，东区沿江景观步道、仁和区滨河景观步道、米易县健身绿道等一批休闲健身设施相继建成。逐步完成 300 余公里的攀枝花国家登山健身步道，逐渐完善的体育设施，在城区布局建设新型社区运动健身公园，打造城市社区 15 分钟健身圈，为广大市民和康养群体就近、就地开展健身活动提供了便利，努力打造人人都有"运动场"，身边都是"健身房"的格局。

2. 蓬勃开展全民健身活动

群众自觉积极参与健身活动是"康养+运动"产业的根本动力。攀枝花市每年举办 30 余项、150 余次、20 余万人次参加的各类体育运动，积极引导广大市民跨出家门、走出茶坊参与健身运动，经常性参加体育锻炼的人口超过 40%，使更多人享受运动快乐、拥有健康体魄；做好体育场馆免费、低收费开放工作，年均进场锻炼人数达 80 余万人次，形成康养运动良好风尚；坚持深入城市社区、农村、企事业单位、大型康养综合体，免费为广大市民和来攀康养人群进行体质监测，年均监测人群 2000 余人次、开出运动健身处方 2000 余份，发放科学健身手册 20000余份，指导群众科学健康运动；以欢乐阳光节、"三花节"等特色节庆为载体，打造徒步户外运动游精品线路，让户外运动与旅游资源相互融合。

3. 强化专业和特色，举办精品大型赛事

攀枝花夏无酷热、冬无严寒，金沙江、雅砻江水资源丰富，且亚高原海拔高度（平均海拔 1200 米）对运动员运动技能的形成和巩固以及生理指标的改善和提高均能起到积极的作用，可以减少运动员伤病，提高身体素质，提升训练成绩，被誉为"训练天堂"。坚持走专业化和特色化体育运动产业，高标准重点打造集体育健身、运动休闲、赛事竞训和娱乐休憩等多功能多品牌运动中心。国家级皮划艇激流回旋竞训基地、射箭训练基地、飞碟射击训练基地、四川省青少年体育活动中心（红格训练基地）落户攀枝花。发挥大型体育赛事的集聚效应和带动效应，大力引进国际、国内知名赛事，举办国际级、国家级、省级赛事，将 ICF（国际皮划艇联合会）中国攀枝花皮划艇野水公开赛办成特色高水平赛事，打造康养体育赛事品牌，推动体育与文化、旅游融合发展。发展新兴拓展训练健身服务产业，吸纳全国各地的运动队来攀训练，扶持培育体育健身休闲企业。以阳光健康为主题，打造"山水鞠"足球主题公园，依托阿署达、弄弄沟等区域建设多功能、多品牌运动竞训基地。

近年来，先后成功举办了第 24 届全球华人羽毛球锦标赛，环攀枝花国际公路自行车赛（图 3-3），皮划艇马拉松赛，亚洲青年女子垒球锦标赛，全国艺术体操锦标赛，全国男子排球联赛，全国桥牌公开赛，四川省第十三届运动会垒球、曲棍球、皮划艇激流回旋等大型赛事。精品大型赛事的成功举办，丰富了群众体育生活，带动了相关产业的发展，提升了攀枝花城市形象和国际国内知名度。

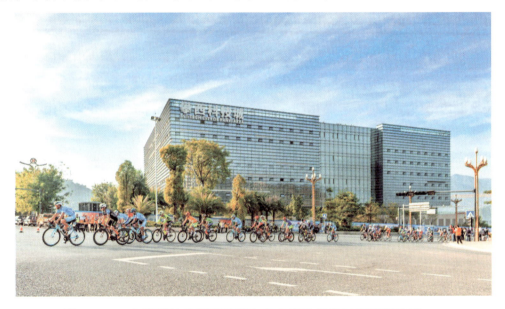

图 3-3 2019 年环攀枝花国际公路自行车赛选手通过攀西科技城

继续大力建设综合体育场馆、国家登山健身步道、农民体育健身工程等体育设施，截止 2022 年末，全市共有康养体育项目 14 个，体育企业 152 户，训练基地 4 个，体育场地 3042 个，人均场地面积达 1.8 平方米。吸引了国内外棒垒球、曲棍球、足球、田径、射箭、飞碟等项目的运动队来攀训练。

三、攀枝花康养产业融合发展中存在的问题

（一）产业发展不充分

攀枝花康养产业自身发展看，总体上仍处于从"初级阶段"向"中高级阶段"转型的过程中，从"快速发展"向"高质量发展"跃迁的发展窗口期，即：从全

面铺开转向做优做强，将理念优势转化为效能产出，推动资源禀赋加快形成产业要素，推动单一业态走向深度融合发展的关键阶段。从自身发展看，还存在不充分不平衡问题。不充分主要表现为产业要素不完整，康养科技支撑不够，康养产业人才总量缺口较大、人才结构仍需优化，重大项目体系仍不完善，总体上阳光"温度"有余、产业"硬度"不足。不平衡主要表现为康养产业发展和康养城市建设之间的不平衡，以及各区（县）发展不平衡、康养各业态发展不平衡、重大项目推进不平衡等。从外部挑战看，国内多个地方依托山水、海洋、冰雪等自然禀赋，以县、市乃至省域为单元大力发展特色康养产业，与攀枝花形成同向、同质激烈竞争；特别是周边区域，与攀枝花自然条件、资源禀赋相似，竞争不断加剧。

（二）产业发展缺乏支撑和龙头带动作用不足

一是产业结构层次不高。攀枝花"康养+"产业虽然各具优势和特色，但尚未形成有效的规模，康养产品少、产值低，缺乏特色产品和拳头产品。"康养+工业"对康养产业发展的支撑力偏弱，第二产业康养增加值仅占全部康养产业增加值7.2%；在"康养+旅游"方面，大多以提供餐饮、住宿等劳动密集型服务为主，产业层次较低，服务内容覆盖面不广，旅游产品开发不足，产业发展缺乏有效支撑，增长乏力。

二是缺乏综合实力较强、产品辐射力较广的龙头企业（项目）来引领康养产业发展。"康养+工业"以食品加工、康养辅助器具生产企业为主，没有市场竞争力强、带动作用明显的企业，"康养+文旅"方面缺少重量级的国5A级旅游景区和大型康养娱乐设施、现代时尚休闲运动项目。

三是要素保障不足问题明显。吸引来攀康养人群长时间驻留的配套要素少，旅行社、租车行业服务水平和质量有待提升。在引导、鼓励企业和社会资本投资康养项目建设方面，土地、税收、金融、运输、用水用电等方面的政策扶持力度不大，可持续发展能力不足。

（三）全域全季全人发展不平衡

与全域均衡发展要求相比，由于基础和禀赋差异，区域之间发展现状呈现出明显的不平衡。康养全时段发展难度很大，从实际情况看，头年10月至次年2月，康养游客蜂拥而至，春节前后一床难求，3月至9月相对冷清，导致企业在经营过程中难以形成持续盈利能力，全时化发展短板明显。目前康养产业的发展大多针对老年群体，而吸引年轻人或妇女、少年儿童的项目并不多。

（三）康养专业人才匮乏

建设"国际阳光康养旅游目的地"，推动"康养+"产业发展，离不开专业人才的智力支撑。当前各领域科研人才和创新型人才普遍匮乏。在医疗领域，康养医疗人才总量不足、学科带头人匮乏，大医院高端专科人才引进仍然较难，部分医院中高端人才流失严重，介于护士和护工之间的管护人才更为欠缺。在旅游领域，旅游人才则存在"引不进、留不住、用不好"等问题，高层次旅游经营、管理人才和专业规划、营销人才短缺。

四、攀枝花康养产业融合的发展策略

（一）高站位、高目标

攀枝花康养产业融合发展要认真贯彻健康中国战略，按照省委对攀枝花发展"两区三地一粮仓一门户"的新定位新要求和市委总体发展战略，以高质量发展建设共同富裕试验区为牵引，沿着"一核一带三谷"康养产业布局，全面贯彻新发展理念，主动融入新发展格局，立足攀枝花发展实际，紧跟世界及国内康养产业发展趋势，精准把握"康养+"融合发展需求，重点聚焦产业链高端和价值链核心，持续做好"阳光文章"，破解康养产业发展难题，全面构建具有全球竞争力的康养产业体系，加快实现康养产业高质量发展。把攀枝花打造成为周边市州互动共利共荣共赢的核心区，成渝地区阳光康养度假旅游"后花园"和闻者向往、来者依恋、居者自豪的高品质生活宜居地，最终建成著名的国际阳光康养旅游目的地。

（二）落实"三个圈层"发展战略，创新产业升级

把"三个圈层"发展战略贯穿于推进康养产业发展全过程，紧紧围绕构建"三个圈层"发展战略，深度挖掘"内圈"优势，深耕川西南滇西北"中圈"区域，

放眼国内国际"外圈"资源，加快产业提档升级扩容，重点做实康养产业发展内涵，做实产业细分，逐步构建完善康养产业发展生态链，优化产业运营模式，大力发展旅游康养、运动康养、社区康养、医养结合，聚焦康养产业链高端和价值链核心，找准突破口，强化模式创新、业态创新，聚力新产业、新业态、新模式，全面构建全域化布局、全龄化服务、全时段开发的康养产业发展新格局，把攀枝花打造成为周边市州互动共利、共荣共赢的核心区。

（三）强化基础和内涵建设

坚持因地制宜、多元化开发、整体化运营。着力创新体制机制，着力升级产业集群，着力打造标志性项目，着力优化发展环境，着力提升服务能级，全面推进特色化发展、差异化发展和高质量发展，精准对接"高品质生活宜居地""国际阳光康养旅游目的地"和成渝地区阳光康养度假旅游"后花园"建设，做优做强攀枝花康养产业。

积极促进健康与养老、旅游、互联网、健身休闲、营养膳食等融合，厚植康养产业发展优势，丰富康养产业发展内涵，推动康养与运动、文旅、医疗、农业、工业深度融合。推动康养产业互联网平台建设，提升康养产业数字化发展水平。继续加强对内对外交通基础设施建设，不断完善康养产业配套设施建设，为全市康养产业高质量发展提供基础保障。加快推进"康养进社区、康养进乡村"行动，努力把攀枝花打造成为个个社区在康养、处处乡村在康养的全域康养、全民健康城市。通过对外招大引强、对内扶持鼓励，引入更多优质项目，打造更具竞争力的产品，培育壮大阳光康养产业集群，大力发展"康养+"产业体系，促进攀枝花康养产业实现跨越式发展，努力使"康养攀枝花"成为"健康中国"战略落地落实的新典范。

五、各主要相关产业发展趋势和重点

（一）康养+农业

1. 重点发展高端农业

持续发展果、菜、畜、桑、花等优势特色产业，加强选育、引进、筛选、储备一批新品种，加快培育攀西特色高端农业。依托攀枝花省级有机产品认证示范创建区发展基础，遵循有机农业生产标准，采用可持续发展的农业技术，推动优势特色农业向有机农业转型，加快打造有机农产品品牌。加快建设"稻菜轮作""种养循环"基地，示范推广"生态养殖+绿色种植"等循环发展模式，推进绿色循环农业、立体农业加快发展。

2. 大力培育智慧农业

支持大型企业建立综合性、行业性电商平台，积极发展农业电商。不断健全物流配送网络，建立完善质量标准、市场信息、技术支撑等配套服务，促使农产品冷链物流等领域加快发展。紧跟大数据、物联网、5G等新一代信息技术与农业融合发展趋势，大力培育农业大数据、农业物联网等智慧农业，实现农业可视化远程诊断、远程控制、灾变预警等智能管理。加快建立智慧农业孵化器，鼓励农业新业态、新模式、新技术加快发展。

3. 升级现代特色农业

升级现代农业产业园、中草药种植和加工区、特色有机农产品聚集区和特色农业采摘体验区。打造农产品网红电商孵化基地，发挥农业资源优势、技术优势，吸引现代农业产业链上下游公司入驻。打造各类特色农产品品牌，促进"质量兴农"战略高效实施，利用沃圃生智慧农业生产基地和金丝皇菊种植基地等，开展现代农业种植、观赏、采摘、加工、研学等旅游业态，打造集生产、体验、消费为一体的农业博览园建设。

4. 农文旅融合主题公园

融合各区县特色资源，形成赏花、采摘、农业体验、游乐园、餐饮、购物、露营等品牌化体验项目（图3-4昔格达乡村民宿），大力发展特色农业产业园，开设芒果主题公园、中法玫瑰园等，打造国际化、特色化、差异化的农文旅融合主题公园。

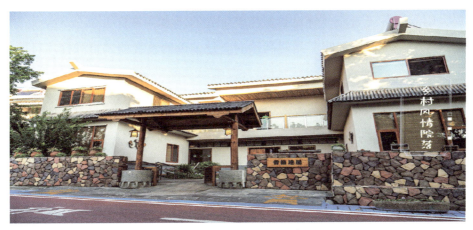

图 3-4　昔格达乡村民宿

（二）"康养+工业"高品质融合

康养产业的发展离不开工业的技术支撑。紧紧围绕康养产业发展的需求，根据攀枝花的资源和工业特色，重点发展以下行业和项目。

1. 大力培育钛及钛合金康养产品

大力招引体育用品制造企业，重点发展健骑机、滑步运动机、哑铃、登山工具、高尔夫球头球杆等智能室内健身器材、休闲运动器材。结合 3D 打印、激光成型及精密铸造等现代化加工手段，引入创新创意设计理念，积极发展钛合金厨具、工艺美术品、文化用品等领域。

深化国家康复辅助器具产业综合创新试点和四川康养器具产业园建设，推进钛材向产业链下游延伸，加快发展矫形器、移动辅助器具、治疗辅助器具等康复辅助器具，鼓励发展智能健康监测设备、智能康复床、智能硬件、智能服务机器人等智能化产品。围绕终端产品需求，加快发展机器人支柱、手臂、底座、电动机，五金件等零部件，推动产业集群成链。支持举办高层次、高水平、高品质的康复辅助器具博览会、展览会，搭建交易平台。

以钛产业提质增效和转型升级为导向，聚焦高端研发链、着力生产智造链、做大创新孵化链、强化公共服务链、联动健康生态链，形成"钛器具+健康服务"核心产业集群，构建西区智造产业经济创新发展格局。加快钛产业领域服务模式创新、技术创新和管理创新，推动钛产业向专业化、协同化、数字化、服务化方向发展，引入国际先进康复辅助器具生产制造企业和高端医疗器械制造资源，形成一批国际领先、特色鲜明、品质高端的康复辅助器具智能制造标杆项目。

2. 重点发展康养食品加工

基于区域果蔬品质优良、效益突出等特色优势，大力发展农产品烘干、冻干、储藏、屠宰等初加工。引导龙头企业大力开展农产品精深加工，加快功能性果蔬产品、天然果汁酸乳制品、多肽类功能性食品等生物技术食品开发。大力萃取植物精华，提炼果蔬天然成分，加快发展植物酵素、花青素等高附加值产品。鼓励开发以药食同源的川产道地药材和特色菌类药材为原料的保健食品、中药养生食品（药膳）。

3. 大力培育生物医药产业

依托区域丰富的野生中药材资源，鼓励发展饮片、制剂等中成药加工，研发推广具有美容、保健功效的中药功能型化妆品、日化产品，推进以虾青素提取为重点的生物产业发展。鼓励企业以复合金属材料、3D打印技术为基础支撑，努力研制人工器官、关节、骨骼、支架等植介入材料。加快引培医疗器械生产企业，积极发展钒钛手术刀、止血钳、手术剪等外科器械，鼓励发展医用推车、医疗器械模具等领域，前瞻布局高端医疗器械。推动康养药膳、康养护理等康养产品市场化，支持康养大数据中心产业化。

（三）康养+医疗

1. 重点发展预防保健服务

围绕把攀枝花建设成为国家区域医疗中心的目标，以市场为导向，鼓励社会资本积极投入高端个性化体检、高端健康管理、医疗美容等高端服务领域。将家庭医生签约服务作为普及健康管理的重要抓手，着力提供健康信息采集、健康检测、健康评估、健康干预等服务，积极预防慢性疾病。加强全市中医院治未病科室建设，鼓励发展中医养生馆、中医养生街区，重点发展中医健康咨询评估、中医特色健康体检、中医营养饮食、中医保健等治未病服务。

2. 加快发展多元医疗服务

依托现有医疗机构，大力培育建设一批高水平特色医院，建设区域医疗中心，满足群众就近享受高水平医疗服务的需求。以高水平特色医院为核心，加快建立远程医疗网络和平台，提供面向基层地区的远程会诊、远程医疗服务。支持优质民营医院跨区域办医，鼓励开办骨关节、心血管、呼吸系统疾病等专病诊疗机构，着力补足妇幼卫生、精神卫生、院前急救等医疗服务薄弱领域。推动医疗机构与养老机构设置有效衔接，打通双向转介绿色通道，提升老年医疗、安宁疗护等接续性医疗能力。开展智慧医院建设，推广智能导医分诊、免排队候诊及取药、移动端支付结算等服务，培育健康医疗大数据应用新业态。推进重点医院与国内顶级医疗资源深度合作，与周边携手构建跨区域医疗联合体、专科联盟和远程会诊网络，推动全市医疗服务能力提档升级。

3. 大力培育康复疗养服务

积极建设以老年医学、老年康复为主的医养结合机构，鼓励发展康复护理、老年护理、母婴护理、家庭护理等差异化护理服务。依托全市独特的阳光、生态、旅游等优势资源，加快发展慢性病疗养康复服务，完善慢性病防治服务网络。

根据人口、医疗资源现状及医疗服务需求科学设置不同类型的医疗机构，打造一批在省内、国内具有较强影响力的特色专科。鼓励高端个性化体检、高端健康管理、医学美容、特色医疗、医养结合等短缺卫生服务发展。

（四）康养+文旅

1. 重点发展文化养生游

大力挖掘三线文化、工业文化等资源，加强遗迹遗址的保护和开发，规划布局非遗展览馆、美术馆、新建大剧院等大型文化设施，开发以三线文化为主题的文学、绘画、音乐、影视等宣传营销作品，推动三线文化游加快发展。依托攀枝花民族特色资源，开发建设文化风情园、特色文化山寨，保护传承和挖掘开发少数民族文化、农耕文化、美食文化，策划举办一批有影响力和吸引力的大型文化旅游节庆活动，着力发展特色文化游。

2. 加快发展生态养生游

依托大山大水、田园乡村、体验农业、医疗资源等基础，促进休闲观光度假与康养美食产业深度融合，鼓励发展具有区域特色的康养民宿，加快形成一批融合旅游观光、休闲购物、农业体验等元素的休闲观光度假产品。聚力打造百亿级国际康养旅游度假区，谋划引进头部企业开发山地、水域、温泉、森林等资源，打造一批具有全国影响力的景点景区（图3-5昔格达田园采景），规划建设一批自驾车、房车营地，重点开展生态深度体验、越野营地、水上观光、温泉康养、房车旅游等新兴业态。以"大香格里拉旅游环线联盟"为纽带，加强与周边景区的联系与合作，联合打造开放互动的旅游线路，加快发展大香格里拉环线游。

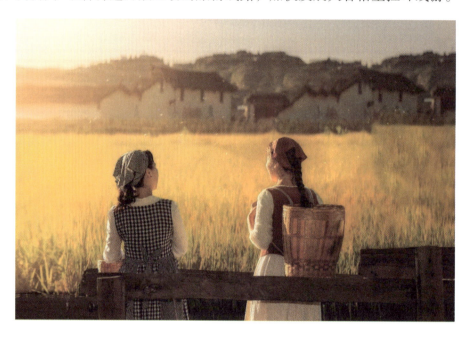

图 3-5　昔格达田园采景

3. 大力培育夜间康养

精心打造优美江岸和多彩公园，开发夜观江景、公园夜游、沉浸体验式夜生活等项目，着力打造"网红打卡地"，推动休闲观光型夜间经济大力发展。着力规划建设一批特色美食街区、名优商品商铺等项目，吸引国内外著名餐饮、网红餐厅、商品旗舰店进驻，推动餐饮消费型夜间经济加快发展。积极规划建设特色文创街区，催生特色文化表演、深夜影院、音乐俱乐部等时尚业态，鼓励博物馆、图书馆、美术馆、文化馆等公共文化场馆延长开放时间，推动文体消费型夜间经济大力发展。

（五）康养+运动

1. 做优竞训服务产业

充分利用现有竞训基地和场馆设施，新建、改造升级一批体育场馆和竞训基地，加强对外宣传，提升服务档次，做大做强做优竞训服务业。以竞训基地为基础，积极申办棒垒球、曲棍球、皮划艇激流回旋等国内外高水平赛事。以公路、景区、景点为主线，打造环攀枝花国际自行车赛等户外运动品牌。以秀水资源为平台，打造金沙江、二滩库区、米易迷阳湖水上运动品牌。以山地资源为载体，打造国家登山健身步道联赛、山地户外运动等赛事。以广场为依托，打造体育公园，加强全民健身组织网络建设，扶持和引导基层体育社会组织发展。

2. 培育和开发"体育+"产业市场

规划一批特色鲜明、产业要素丰富的休闲运动集聚区，大力推动滑水、冲浪、漂流、游泳等水上运动，热气球、滑翔伞、飞机跳伞等航空运动项目发展。支持和引导有条件的旅游景区拓展体育旅游项目，鼓励旅行社、体育企业结合健身休闲项目和体育赛事活动设计开发旅游产品和路线，发展体育旅游。积极推广覆盖全生命周期的运动健康服务，形成特色体育医疗健康旅游产品，推动"体医结合"。培育一批具有品牌优势和良好效益的专业体育培训机构，大力开发体育培训市场。加强国内外体育院校的合作，大力培养专业技术人才和体育管理人才，促进体教融合。依托得天独厚的矿产资源（钒、钛）及攀枝花厚重的工业基础，积极引进体育制造业企业来攀投资兴业，开辟"体育+工业"产业市场。

（1）国际级专业运动赛事。积极申办棒垒球、曲棍球、迷你马拉松等国内外高水平赛事，大力推动滑水、冲浪、漂流、游泳等水上运动发展，利用山地优势，发展热气球、滑翔伞、飞机跳伞等航空运动项目，按照满足举办国际赛事标准和建设高品质康养城市的复合功能需求，建设展现攀枝花特色的世界赛事未来城。

（2）运动商贸会展。聚焦运动竞赛、运动展会、运动旅游、运动商贸、运动康养产业，积极引进运动产业龙头企业，不定期举行国际体育用品展等运动展会，促进运动商贸发展，充分发挥会展业在拉动消费、助推产业、增加就业、扩大开放、提供城市形象等方面的积极作用。引培专业运动人员，鼓励大企业大集团建设体育俱乐部，签约引进高水平运动员、教练员，培育和开发体育竞赛表演市场。

六、着力打造产业集群

抢抓康养产业快速发展机遇，面向康养产业前沿趋势和未来发展，深入推进业态大融合、资源大整合、项目大突破，促进康养产业链延伸、网络化协同、集群化发展，通过产业功能互补、业态融合升级，推动产业集群整体能级和质量实现阶梯跃升。

（一）人才培养集群

面对全国各地康养人才极度匮乏的局面，联合人社局、高校、培训机构等，建立康养人才培养培训体系，大力实施"阳光花城"康养产业人才培养工程，编制发布《2017-2020年攀枝花市重点行业（领域）紧缺人才需求目录》，提供近100个康养产业人才需求岗位，以目录为导向促进康养产业人才供需对接。

在整合力量资源，加强人才培育方面，我市成立了全国首个攀枝花国际康养学院，致力于为康养产业发展培养梯级专业人才。举办四川省康养旅游产业高级研修班，培训行业技术和管理骨干82名。开办"阳光康养旅游讲堂"，培训从业人员3367人次。

在紧扣项目实施，推进人才合作方面，市政府与西南交通大学签订了市校康养合作协议，以项目为载体加强康养产业人才、技术、智力引进。积极推进"康养+医疗"项目，携手华西医院在攀举办医学高级人才培训班，首次将两家新落户的民营专业体检医院纳入2017年度全市干部人才定点体检医院范围，建立"人才+项目+平台"的本土化康养产业人才培育阵地。

积极申报国家级、省级康养高技能人才培训基地，培育壮大康养培育培训产业，为康养产业发展培育各类专门人才。

（二）运动康养集群

着力培育体育用品制造、展销等多业态融合的产业集群。深入挖掘运动资源，推进赛事、活动、节庆等品牌化运作，推进运动与旅游深度融合，着力提供集赛事活动观看、休闲运动体验、社群活动参与等一体化服务，大力发展体育明星粉丝经济，以人群集聚引领带动体育器械、体育用品等行业加快发展，着力打造发展导向鲜明、服务紧密融合、资源高度集聚、政策衔接配套的运动旅游集群。

(三)旅游康养集群

着力培育三线文化、民族风情、工业遗址、文创产品等多业态融合的产业集群。深挖"人文情怀和阳光康养"为文化旅游产业的核心内涵,抓好三线文化游、阳光康养游、山水田园游、特色文化游、大香格里拉游"五大文旅线"打造,重点打造以米易—红格为代表的精品康养旅游线,以迤沙拉—拉鲊—格萨拉为代表的民族风情自然风光旅游线,以攀枝花中国三线建设博物馆为中心、覆盖东区和西区范围的三线文化旅游线,以二滩库区环线为代表的特色山水田园旅游线,积极开发适应文化旅游发展新需要的产业项目集群。

(四)医养结合集群

着力培育医疗康复、养生膳食、健康用品制造和销售等多业态融合的产业集群。依托全市三甲医院多的坚实基础,加强与国际品牌医疗机构深度合作,加快集聚医疗服务、医学教育、医学科研等高端资源,着力建设在健康体检、专科医疗、美容整形等细分领域具有国际影响力的服务机构(图3-6攀西康养示范中心),辅助提供膳食、保健、休闲、陪同等健康管理服务,积极吸引潜在客户,打造医旅产业融合发展高地。以医养游人群集聚带动康养食品、康复辅助器具、医美产品的制造和销售。

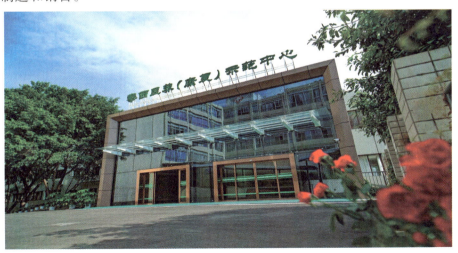

图 3-6 攀西康养示范中心

（五）居家康养集群

着力培育健康管理、日间照料、家政服务等多业态融合的产业集群。支持面向社区居民的健康管理、预防干预、养生保健、健身休闲、文化娱乐、旅居养老等业态深度融合（图 3-7 米易新山乡），加强新建小区按规定配套建设公共服务设施、老旧小区建设无障碍通道、加装电梯等设施力度，不断满足居民就近就地的助餐、助浴、助急、助医、助行、助洁和运动、文化、养生、健康、餐饮、家政等多元化服务需求，支持各类机构举办"社区居民大学""社区网上大学"，搭建文化娱乐、教育资源共享和公共服务平台，推动家庭社区服务向特色化、标准化、智能化发展。

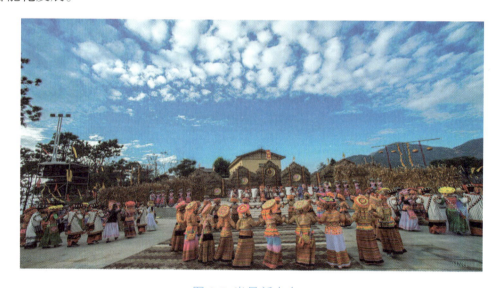

图 3-7 米易新山乡

第四章 攀枝花康养"双进"发展路径探索

以攀枝花高质量发展建设共同富裕试验区为战略牵引，围绕打造成渝地区阳光康养度假旅游"后花园"，打响"阳光之旅、健康之城、幸福乡村、自驾营地"四张特色牌，加快推进康养进社区、康养进乡村，建强阳光康养旅游度假产业生态圈，助推攀枝花康养产业实现精明增长，促进攀枝花全域实现城乡有机融合。

一、康养"双进"的内涵

康养"双进"指的是康养进社区和康养进乡村（见图4-1）。

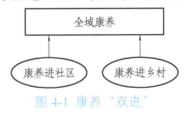

图 4-1 康养"双进"

通过实施康养"双进"，加快构建攀枝花市"全域化布局、全龄化服务、全时段开发"康养新格局，打造"冬日暖阳、夏季清凉"康养品牌。

二、"双进"路径

坚持康养产业全市一盘棋发展思路，通过整体统筹规划，采用先行试点、总结经验、全面推广的办法，全面贯彻执行康养产业地方标准，大力实施全域康养贯标示范工程，从规划到建设全面贯标。在老旧小区改造和乡村振兴工作中贯彻康养地方标准，并逐年在老旧小区和乡村振兴工作中按照"改造一处、贯标一处"的要求，加快推进康养进社区、康养进乡村（见图4-2）。

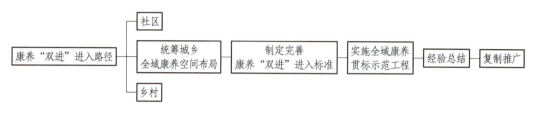

图 4-2　"双进"路径

（一）统筹城乡全域康养空间布局

2017 年以来，攀枝花市围绕四川省对攀西经济区国际阳光康养旅游目的地的目标定位，持续加强康养产业统筹规划建设。2022 年 8 月，省委 、省政府先后印发《安宁河流域高质量发展规划（2022—2030 年）》，确定到 2030 年，安宁河流域建设现代优质高效农业示范区、国际阳光康养旅游目的地要取得显著成效，为攀枝花康养产业创造了重大政策机遇。攀枝花市通过进一步加强市域城乡康养空间布局的统筹规划，按照资源整合、因地制宜、聚散兼顾的原则，统筹城乡规划建设管理三大环节、生产生活生态三大布局、政府社会市民三大主体，以系统思维优化城乡全域康养空间规划布局建设，将城市设计、乡村振兴与"阳光康养"发展战略相统一，高标准营造康养生产场景、生活场景、生态场景，通过延伸发展、集聚发展、协同发展，构建"全域化布局、全龄化服务、全时段开发"康养发展新格局，推动"一核一带三谷"总体产业布局更加完善。其中"一核"是建设以东区为阳光康养产业发展核心区的"一核引领"；"一带"是建设以盐边县为阳光康养运动旅游生态带的"一带串联"；"三谷"是由西区"苏铁谷"、仁和区"颐养谷"和米易县"太阳谷"三大部分构成。

（二）实施全域康养贯标示范工程

推进康养"5115"项目体系建设。推进"5115"既有项目体系，即由建设 5 个国际康养旅游度假区（东区、西区、仁和区、盐边、米易各建设一个高标准、高质量的国际化的度假区）、10 个特色康养村（东区 1 个、西区 1 个、仁和区 2 个、盐边 3 个、米易 3 个各建设一个特色鲜明的村社）、100 个康养旅居地（涉及 7 大类项目，品牌酒店 10 个、康养社区 23 个、乡村酒店 16 个、自驾车营地 7 个、民宿 21 个、农家乐 9 个、精品酒店 14 个）、50 个医养结合点（婴幼儿 16 个、中青年 14 个、中老年 6 个、老年 14 个）构成。"5115"项目体系合计共 165 个建设项目，成为支撑攀枝花阳光康养产业高质量发展的基本盘。其中，"5115"项目库中 5 个国际康养旅游度假区和 10 个特色康养村保持长期持续建设，100 个康养旅居地和 50 个医养结合点项目实行动态管理，通过建立退出、准入机制，每年调整10%~15%纳入项目册。

推进康养产业地方标准推广和实施。在各类康养产业项目中加强标准的推广、实施和评估，每年至少举办 1 次标准化专题培训，各县（区）遴选 1~2 个康养服务机构进行标准化试点，强化标准实施监督检查，有序推进全国康养产业标准化技术委员会筹建工作；与国家级权威认证机构合作，增强攀枝花康养地方标准在全国的影响力；在康养产业城市联盟中推广攀枝花康养产业地方标准，推进康养标准走在全国前列。

（三）增强康养"双进"政策保障

1. 强化土地供应

将康养项目纳入全市国土空间总体规划，年度土地计划优先保障。鼓励发展康养房地产，重点康养项目用地指标采取"一事一议"方式解决。引导房地产企业提升房屋公共设计，实现大户型向小户型、需求型向休养度假户型转变。统筹功能配套和产业带动，注重"食、住、行、游、购、娱、养、医"协调发展。营利性养老服务设施用地，应当以租赁、先租后让、出让方式供应，鼓励优先以租赁、先租后让方式供应。国有建设用地使用权出让（租赁）计划公布后，同一宗养老服务设施用地有两个以上意向用地者，应当采取招标、拍卖、挂牌方式出让（租赁）。以招标、拍卖或者挂牌方式供应养老服务设施用地时，土地出让底价不得低于基准地价的 70%，不得设置要求竞买人具备相应资质、资格等影响公平公正竞争的限制条件。康养产业项目环评审批纳入"绿色通道"。

2. 强化功能配套

康养产业项目推进表要契合交通项目建设进度施工图。加快打开中心城区交通"三把锁"，完善市内路网、城乡路网、康养旅游度假区内部路网，连点成线，实现循环畅通。健全交通标识系统和导游系统，构建市、县（区）、乡（镇）、村（社区）四级康养旅游集散服务体系，新建和改扩建游客接待中心 20 个、景区停车场 20 个。管好旅游专线，支持自驾游网约车、汽车租赁业发展，提供异地还车服务。支持核心商圈和重点集镇开发兼具餐饮、休闲、娱乐、体育、文化、旅游、会展、金融、电信、医疗、代理等于一体的现代商业街区，加快发展夜间经济。加强亲民化、无障碍环境建设，加快老旧小区适老化设施改造，支持有条件的老旧小区加装电梯。完善景区景点的公厕、风雨廊亭、休闲座椅、文化景观等设施，配备直饮水、常用药品供应点，建设志愿者服务站，常态化治理脏乱差现象。推进 7×24 小时自助区服务功能建设，执行政务服务事项目录清单管理制度，完善"一窗分类受理"标准，公布"一窗分类受理""零材料申报""全市（县）通办""帮办代办""自助办理"清单，提升"一件事"办理效率。建成全市统一的康养大数据平台和信息服务平台，实时提供线上线下康养服务。

3. 强化队伍建设

加强康养实用型服务人才和专业化管理人才培养。高水平办好攀枝花国际康养学院，发挥先发优势，支持康养人才培训，统筹学历教育、学术研究、技能培训，适时新增健康服务与管理学、助产学、康复治疗学、家政学专业，到2025年办学规模3000人以上。支持攀西职业技术学院、市经贸旅游学校发展康养教育，开展医疗护理、生活照料、健康管理、康复保健、心理疏导、营养配餐等技能培训。实施导师结对培养制度，组织高层次人才结对培养中青年骨干人才。加强专家服务示范基地建设，组织市内外专家为基地提供智力支持和技术服务，培养基层人才。加大康养产业相关职业工种补贴力度，完善技能培训补贴方式，每年补贴次数由一次增加到三次。选派优秀师资人员和家政服务培训机构参加全国家政服务标准化培训。成立市康养产业发展专家委员会，落实《攀枝花人才新政七条》（攀委办发〔2017〕26号），有针对性地引进专业人才，打造一支高素质专业化的康养从业人员队伍。

4. 强化康养数字技术应用

随着物联网、大数据、云计算、人工智能、5G等新科技的进步与赋能，大健康、医养结合、康养产业等领域正面临着智能化变革，科技创新会给未来康养产业带来深刻的变化。康养产业汇聚全球技术，依靠国内外营销网络、全维度的数据支撑以及人性化、智慧化、创新化的运营服务，采用智能康养设备技术进行销售与推广，实施人才和运营管理培训；推行医院、社区、家庭的人性化服务与保障，逐步实现数字化智慧康养全周期服务（见图 4-3）。

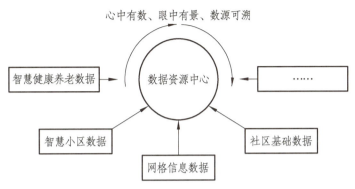

图 4-3　康养数字化应用

4. 强化财税支持

攀枝花康养产业投资基金重点用于扶持、孵化、培育优势特色康养项目。用于社会福利事业的彩票公益金，支持养老服务发展资金不低于 60%。设置财政金融互动奖补资金，以贷款保证保险补偿和贷款风险补偿方式，鼓励保险公司、银行业金融机构支持小微企业贷款。推进政府和社会资本合作，鼓励采用 PPP 模式引导社会资本参与康养产业项目建设。社会福利机构、医疗机构占用耕地免征耕地占用税。非营利性医疗机构自用的房产、土地，免征房产税、城镇土地使用税；营利性医疗机构，自取得执业登记之日起，3 年内免征房产税、城镇土地使用税。对举办省级及以上的展览会、研讨会、年会、赛事、文旅等活动的行业协会、社会团体，按承办单位投入的资金额度进行奖补，其中，省级补助 10%，国家级补助 15%，国际级补助 20%。对规模大、影响大且连续举办三年以上的，采取"一事一议"方式确定奖补。

三、双进模式

（一）康养进社区

以城镇社区和康养综合体为主要载体，持续完善社区康养服务设施，不断提升社区康养服务水平。

1. 康养功能植入模式

统筹社区康养配套设施建设。加强社区康养服务基础设施、智慧信息平台建设，加强社区亲民化、无障碍环境建设，加强对社区道路系统、休憩设施、标识系统的综合性无障碍改造，补齐社区康养服务短板，使发展成果更加普惠、更加可及。

搭建建设社区康养平台。针对社区康养人群的多样化康养需求，科学布局社区康养驿站、健康小屋等社区康养服务网点，支持社会力量参与社区康养服务，将专业康养服务搬到社区，提供社区一站式康养服务。在服务社区康养人群的线下社区站点里，社区的工作人员可提供健康指导、制定康养护理方案、理疗康复设施保养、开展慢病管理及综合干预等，并建立健康档案，保障社区康养人群日常身体康养需要。同时，以满足广大老年人生活照料、家政服务、康复护理、代办业务、精神慰藉等需求为核心，从老人的身、心健康方面着力，提供一系列适老、便老、敬老的贴心服务或相关信息咨询，不断提升老人生活质量。

强化线下线上融合促进智慧康养。随着科技的进步，智慧康养成为一种新型康养模式，通过线上科技赋能，线下服务落地，为社区康养人群提供线上咨询、线上挂号、远程会诊、处方流转、在线配药、快速转诊及绿色就医通道服务，既有效弥补了传统康养的不足，很大程度上提升了服务人员工作的便捷性和高效性，同时也方便了社区康养人群的生活、就医、娱乐等康养需求，社区康养人群通过手机、电视等媒介方式实现足不出户一键叫医上门、服务入户。以"系统+服务+顾客+终端"的模式构成，通过软硬件及服务的结合，融合大到社区康养人群的"康、养、医、护、行、娱"等健康生活服务内容，让社区康养人群能享受到科技带来的便捷与慧利。

2. 养老社区模式

建设养老社区。开发四类养老社区：生活自理型社区、生活协助型社区、特殊护理型社区和混合型持续护理退休社区。着力开发 CCRC 社区（持续性照顾退休社区），提供涵盖老年生活的各个部分，兼顾衣食住行、医疗健康、心理关注、自我价值再认识和社会生活各方面等在内的全面需求，营造老年人退休以后的新的生活方式。为候鸟型老龄客户、子女探望、三代同堂天伦之乐等多层次多维度的需求提供完善的高品质服务。

——东区炳草岗街道竹湖园社区。该社区沐之爱长者乐园（12 个房间，40 张床位）通过整合周边的机构、社区、居家等养老资源，建设长期照护、喘息服务、健康管理、营养餐饮、居家上门服务体系，老年人能力评估与需求调研等方式让老人生活、文化、精神等多层次的达到所需，创造"家"的温暖。

3. 康养社区管理中心模式

提供生活照料（饮食起居的照顾、打扫卫生、代为购物等），物质支援（提供食物、安装设施、减免税收等），心理支持（治病、护理、传授养生之道等），整体关怀（改善生活环境、发动周围资源予以支持等）。

4. 康养社区产业园模式

依托于攀枝花城市社区拥有的特色文化、休闲旅游等特色资源，紧密对接康养产业发展需求，促进康养产业与文旅有机融合发展，有效增强社区康养的吸引力。

——阿署达国家级农村产业融合发展示范园。攀枝花市东区银江镇阿署达村距攀枝花市中心 5 公里，距火车站 20 公里，交通便捷。2019 年 12 月 11 日，获全国民族团结进步示范区(单位)荣誉，2020 年 9 月 9 日，被农业农村部办公厅公布为 2020 年中国美丽休闲乡村。阿署达村共有四个社，300 余户，1196 人。当地的民族建筑风格和地域民族风情文化，兼顾资源利用，把生产、旅游与产业相结合，将民族风情文化欣赏、生态农业观光、山野健身、农耕生活体验进行有机统一，使生产、生活、科研、休闲融为一体，使游客亲近自然，尽享生态环境之美，增添了该区域的吸引力和亲和力。"十四五"期间，攀枝花市东区以阿署达、沙坝、弄弄沟三个城中村为重点，引进奶油果标准化生产示范园、葡萄庄园标准化种植园、蓝莓标准化种植园等。利用农业与农村资源，作为校外大自然教室，发展康养研学服务，推进研学康养小镇建设，带动产业与教育发展。开展市民农园试点，由农民提供耕地，农民帮助种植管理，城市市民出资认购并参与耕作，体验享受农业劳动过程乐趣其收获的产品为市民所有。对阿署达村旅游民俗古村落进行保护性开发，加快建设一批现代农业庄园、农业主题公园、农业科普园项目、一批精品乡村酒店、精品民宿、客栈、自驾游营地，探索"休闲观光+采摘体验+农耕展示"等新模式，推出特色鲜明的乡村康养旅游产品，推动乡村旅游+康养产业、特色小镇、传统村落融合发展。

——攀枝花市西区三线文旅产业园。该社区位于攀枝花市西区河门口，通过实施社区内老建筑、老厂房进行原貌复原工程，配套挖掘三线建设时期的文化、故事、三线餐饮等，打造三线建设干部学院西区分院、三线文化体验公园、三线工业康养民宿等，提升完善"背水小道""干打垒"等体验项目，配套开展研学旅游项目。利用电视剧《大三线》拍摄场景，复原三线建设时期各指挥部和生产生活设施，植入文旅业态，开发三线红色主题民宿，建设大三线影视基地。开展三线建设文化主题公园、三线文化展示厅项目建设，提升完善体验项目。

——大水井休闲康养社区。该社区依托西佛山，串联大水井，延伸金沙水电站岸边和库区，形成靠山达江，泉水串联的大型康养综合社区。项目包括山地休闲、库区、泉水系列景观，运动休闲、养生养心、山水花海系列生态民宿、酒店、餐饮、康养社区等，配套道路交通体系和商贸、文化、教育、医疗服务等，打造"山水相联、身心康养"融合，城乡发展一体的康养旅游综合社区。

——庄上金沙文旅康养社区。该项目为西区康复辅具工业园区生产功能相辅的康养休闲乐园社区，包括：四季花园、养心环湖公园、养生度假社区、观光工坊、水上秀场等阳光山水养身体验产业。结合庄上村原有的水田彝族文化打造养心、养身、养智的休闲度假聚落。

（二）康养进乡村

以康养产业"5115"工程项目建设为重点，突出阿署达村、金家村、迤沙拉村、中心村、新山村、贤家村、古德村、联合村新龙社、昔格达村、禹王宫村等特色康养村打造，加强乡村康养聚居区医养结合点建设，以点带面，加快推进康养进乡村。

1. 大众创业发展模式

该模式是通过村集体组织引领和乡村能人带动，促进村民有效利用自身庭院、田地等资源，积极投入康养服务行业，形成全村农民大众创业发展的模式。典型代表如米易县贤家村。

——米易县贤家村。贤家村位于米易县城以北，总人口 1578 户 5199 人。近年来，贤家村大力发展康养旅游产业，着力打造康养旅游型新村。现有康养农家乐 230 个，近 10 000 个床位，年接待全国各地游客近 10 万人次，2019 年旅游收入达 4 亿元以上，农村人均可支配收入达 2.5 万元。先后荣获全国文明村、省级四好村、四川省新农村建设示范村、"五十百千"工程示范村、"四川康养村落"20 强、四川百强名村、四川生活富裕村等荣誉称号，是具有标杆效应的康养旅游新村和"网红村"。

2. 村庄经营型发展模式

该模式是将农村原有的村庄进行整体规划、整体经营的发展模式。典型代表如仁和区普达村、东区阿署达村、盐边县昔格达等。

——仁和区普达阳光国际康养度假区。该项目位于攀枝花市仁和区普达村（见图 4-4），规划占地约 13 000 亩（9 平方千米），建设用地 3000 亩，开发用地约 2700 亩，总建筑面积约 260 万平米，预计总投资逾 200 亿元。该项目通过采用"康养+地产"的开发运营模式，对普达村整体规划、整体经营，共划分阳光游乐、滨湖康养、山地度假、健康运动四大主题板块，已投入运营城市康养展厅、CCRC 社区、颐养护理院、普达养生村、十方养生会馆、芒果乐园、生态农场等多种高规格康养设施，并与四川省人民医院、成都中医药大学、台湾敏盛等医疗康养机构达成长期战略合作，努力构建健康管理、中医养生、专业照护、职业培训、旅居度假、健康生活六大核心康养产业体系，提供生活、健康、快乐三大管家服务，致力于打造大香格里拉区域内集康养、旅游、运动、休闲、度假、商务、居住等功能于一体的综合型阳光康养旅游度假区。经多年发展，项目先后荣获四川省重点项目、四川省重点旅游项目、四川省十大优秀旅游最佳投资项目、四川最佳康养目的地等称号。

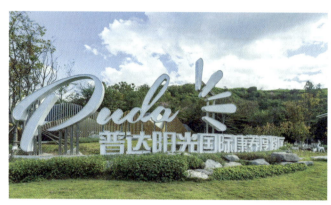

图 4-4　普达阳光国际康养度假区

3. 田园综合体模式

该模式是将依托乡村农村田园综合体建设，有机融入康养元素和康养功能的发展模式。典型代表如米易时光田园综合体、金杯半山米易太阳谷康养度假区等。

——米易时光田园综合体。该综合体分别位于米易县新山乡坪山村 12 社、攀莲镇青皮村 1 社（见图 4-5），项目占地约为 1100 亩，项目总投资约 15 亿元。项目以"三产联动、三生相融"为发展理念，拟建成集一、二、三产业融合发展的田园综合体项目。一产项目区拟建成集观光旅游、采摘体验为一体的标准化特色农业产业园；二产项目区建设食品加工厂，引进国内最先进的果蔬冻干生产线，生产以芒果、火龙果、西红柿等果蔬为主导的冻干系列产品，引领"米易味道"走向全球。三产项目区秉承"产区变景区、田园变公园、农舍变旅舍、产品变商品"，打造集创意农业、循环农业、体验农业于一体的田园综合体项目。

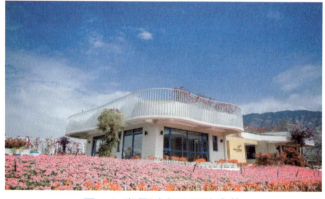

图 4-5　米易时光田园综合体

——金杯半山米易太阳谷康养度假区。项目位于攀枝花市米易县新山乡坪山村和丙谷镇芭蕉箐村（见图4-6），规划占地面积24平方公里，计划总投资约160亿元。该项目在2018年度被列为四川省唯一的康养产业重点示范项目，连续3年被列为四川省重点项目之一，2020年被攀枝花市首届文化和旅游发展大会列为"5115工程"中的5个国际康养旅游度假区之一；是集"医、养、游、居、文、农、林"七位一体的复合型大康养旅游度假区。项目将建设康养医院、门诊中心、体检中心、慢病中心、生物治疗中心、医美中心、华西牙科门诊、健康大数据与5S管理中心以及研究院、实验室、成果转换中心等，形成从研发到成果转化，再到体验应用、长久运营和管理的完整而强大的抗衰康养产业体系。该项目新山片区以抗衰康养为主题，芭蕉箐片区以亲子度假为主题，以太阳文化、热带风情、花山果海等核心规划理念，始终坚持国际化、产业化、智慧化、低碳化的高质量发展原则，最终打造成国家级旅游度假区、国家级4A级景区、国家级现代农业园区和中国营地中心。

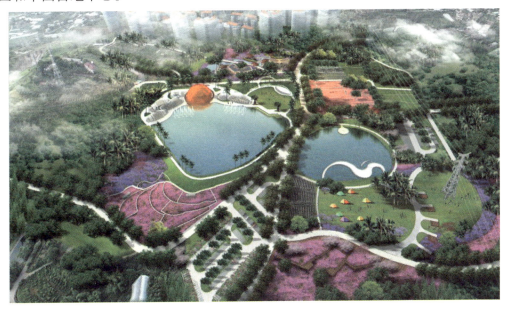

图4-6　金杯半山米易太阳谷康养度假区

4　乡村产业融合发展型模式

该模式是利用攀枝花乡村优越的自然生态环境，紧密结合乡村振兴战略的深入实施，突出特色农业对康养产业的支撑作用，围绕"产区变景区、田园变公园、产品变商品、村舍变旅舍"建设目标，结合健康疗养、生态旅游、文化休闲、体育运动等多种业态于一体，以田园为生活空间，以农作、农事、农活为内容，高标准建设农业主题公园、特色农产品生产加工基地和田园综合体，建设旅游新村、康养农庄、自驾游营地，发展观光农业、体验农业、森林康养新业态，通过一、三产业结合，打造一种回归自然、享受生命、修身养性、度假休闲的乡村康养模式。

——康养苏铁谷。项目位于攀枝花苏铁国家级自然保护区红线外，项目分河门口片区和金家村片区两大区域打造（见图 4-7）。河门口片区以河门口石灰石矿山修复后形成的生态公园为依托，配套推进游客接待中心、苏铁科普研究基地等数字科普馆建设，形成"一区一园一馆"科普教育区。格里坪片区依托金家村民俗古村落，通过乡村道路相连接，沿线配套开发研学旅游项目，培育农家乐、特色民宿、康养旅居点等旅游业态，逐步打造成为康养生态旅游示范区。

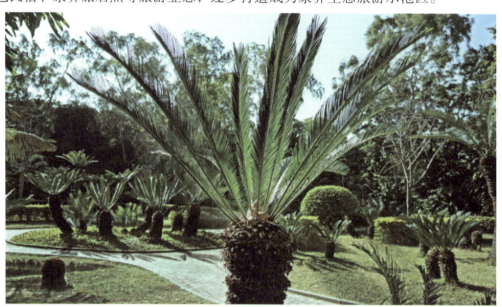

图 4-7　康养苏铁谷

第五章　攀枝花康养产业跨区域协同发展展望

立足于全面落实省委省政府对攀枝花发展"两区三地一粮仓一门户"的新定位新要求，以高质量发展建设共同富裕试验区为总牵引，锚定阳光康养旅游目的地建设，整合"三个圈层"的多方面资源，促进攀枝花康养产业跨区域协同发展，打造阳光康养旅游目的地。

一、做强攀枝花市域康养产业，推进"内圈"全域整体发展

内圈即攀枝花市域，要推动形成"一城一市一区"的城市发展格局。"一城"就是中心城区，包含东区、西区、仁和区中部和盐边县南部区域，主要任务是打造高端要素聚集的攀枝花都市区；"一市"为支持米易县"独立成市"发展；"一区"则是强化盐边县北部、仁和区北部、米易县西部生态保护功能。

建强"内圈"就是要加快产业扩容和提档升级，完善城市功能，扩大人口规模，做大经济总量，提升发展质量，建设美丽宜居的现代化区域中心城市。城市全域发展是康养产业发展的重要基础，康养产业是提升城市品质，增强发展能级的强劲引擎。通过大力推进交通基础设施、城市康养公共设施、高品质教育医疗资源、康养标准化和品牌、康养人才高地建设，增进城际合作，扩大对外开放，为攀枝花康养产业发展提供坚强的保障。

（一）完善交通网络

加快建设全国性综合交通枢纽，着力打通对外大通道，提高成昆铁路扩能改造工程运输能力和攀宜高速公路早日建成通车，争取宜西攀高铁、攀大和攀昭铁路、攀盐高速公路等开工建设，加快推进机场改扩建，新增一批国内航线，开展金沙江航道整治、推进港口及配套基础设施建设，构建与毗邻县（市）1小时、与"中圈"市（州）2小时、与周边省会城市3小时的交通圈。

（二）推动城市功能品质持续改观

落实公园城市建设理念，构筑"两江观景、两河亲水、六湖连珠、花开满城"的蓝绿生态空间，加快打造"金沙若水"山水画廊，完善森林、湿地生态空间体系和全域公园体系，优化打造城市绿心和郊野生态绿环，推进立体绿化和街景美化。加强城市设计管理，严控建筑空间要素，保护城市天际线和景观视野，充分挖掘和运用地域气候文化建筑元素，塑造"显山露水、山水融城、错落有致、时尚美观"的特色山地城市风貌。实施城市有机更新，推动城市自然生长，加强老旧小区改造和棚改腾空区综合利用，避免大拆大建，补齐老城社区功能建设短板，塑造多元智慧生活场景，构建全龄友好包容的15分钟幸福美好社区生活圈，焕发老城区新活力。推进城市精细化治理，鼓励土地混合弹性利用，协调地上地下开发，适度发展"高容低密"住宅，推广商住分离的开放式生活街区，完善智慧城市治理体系，推动城市运行"一网统管"。

（三）推进康养专业人才高地建设

1.打造区域优质教育中心

加强全学段优质教育品牌建设。推进学前教育优质普惠发展、义务教育优质均衡发展、普通高中教育优质特色发展、职业教育产教融合发展、高等教育产教研结合发展，打造具有更强区域知名度和吸引力的教育品牌。着力发展职业教育和高等教育。支持优质中职学校办学向高职延伸，推动高职学校集团化和"一校多区"发展，支持攀枝花学院加快推进应用型一流大学建设，建设重点优势专业群，推动与"中圈"市（州）教育协同发展，建好"中圈"职业教育联盟。多渠道扩大全民终身教育资源，推进全民阅读，建设学习型社会。

2.完善康养人才治理体系

实施康养职业技能培训计划，完善康养人才治理体系，优化人才环境，打造人才生态，把攀枝花市建设成康养高端人才引领、康养创新研发人才与创新应用人才汇集、康养技术技能人才支撑、人才链齐整的康养人才集聚区和发展空间大、创业成本低、创业成功率高的人才创新创业活力区。

3.构建完善康养人才发展治理体系

充分发挥"聚天下英才而用之，培养造就更多更优秀人才"的中国特色社会主义制度优势，设计完善攀枝花"党管康养人才"的制度体系；适应康养产业细分化趋势，丰富人才评价系列，细分人才评价标准；完善升级现有人才大数据平台系统，加强对人才资源和数据信息的统筹整合和深度挖掘。

4.加强人才政策区域协同

协调与凉山、大理、丽江等地的康养人才政策。从打破各城市间人才资源自由流动的体制和政策壁垒，形成区域内人才市场一体化格局起步，发展到以各城市间合作引进培养支持创新创业人才为目标，形成区域内人才政策一体化体系，最终发展到以提升区域人才竞争力和吸引力为动力，形成区域内人才服务一体化环境优势。

5.升级康养人才引育计划

深入实施人才新政七条，畅通人才引育通道，构建人才成长生态。通过建立"人才飞地"，吸纳海外和京津冀、长三角、珠三角地区和成都市、重庆市、昆明市等城市康养高端技术研发人才；采用柔性引进方式引进康养高端管理经营人才；与知名医学院校校地共建，引进培育高端医学人才；支持攀枝花国际康养学院开展综合改革试点项目，积极与国家级康养高技能人才培训基地对接合作，培养高质量复合型康养职业人才。

6.建立优质高效人才政务服务体系

以优化提升政务服务环境为抓手，努力建设服务效率高、管理规范、综合成本最低的营商环境；加强人才服务队伍及窗口建设，探索人才服务便利化机制，畅通人才报到、调档、入户、工作通道；提升各类人才补贴网上申报率，提升人才申领补贴效率；实施人才"一卡通"，为获得国家、省、市各级称号的人才、创新创业团队核心成员、重点企业高管及技术骨干发放实施天府英才卡 B 卡，为人才解决住房、医疗、子女入学、出入境等各类问题。

（四）打造区域医疗健康中心

聚焦来攀康养人群，建设区域医疗健康中心，为人民群众提供全生命周期健康服务。

1.全面推进健康攀枝花建设

进一步健全重大疫情防治和应急管理体系，提高应对突发公共卫生事件和医防结合能力，织密公共卫生防护网。深化医药卫生体制改革，健全分级诊疗体系，加快推进医联体、医共体、名医名院建设，推动公立医院高质量发展、建设高水平医院，鼓励各级各类医院与省内外优质医疗资源开展科研合作和学科共建，注重学科建设和新技术运用，重点打造眼科、耳鼻喉、肿瘤、呼吸、心脑血管等特色专科集群。完善区域卫生服务体系，深化全民健康信息平台建设和区域医疗合作，促进医疗卫生健康精细化管理和资源信息共享。大力推动中医药传承创新发展，促进康养产业与医疗卫生融合发展，支持医美、康复、养老等特色产业做大做强，探索发展健康领域新业态，提高医疗卫生核心竞争力、区域辐射力，扩大医养结合示范效应。

2.建设区域医疗健康中心

"十三五"以来，攀枝花深入推进"健康促进、名医名院、强基固本、中医提升、人才强卫、项目带动、智慧卫生、群众满意"八大工程，基本建成区域医疗中心、区域精神卫生中心、攀西职业病防治中心、四川省治未病中心攀西分中心 4 大中心。以"5+3"（5 年临床医学本科教育+3 年住院医师规范化培训或 3 年临床医学硕士专业学位研究生教育）为主体、"3+2"（3 年临床医学专科教育+2 年助理全科医生培训）为补充的临床医学人才培养体系基本建立，医学人才培养质效进一步提升，形成辐射川西南、滇西北的"区域医学教育中心"，区域医疗健康中心辐射带动能力显著提升，为来攀康养旅游的人员提供便捷服务。

3.医疗卫生体系逐步完善

建成以 6 家三级医院牵头，8 家二级医院和 65 家基层医疗卫生机构为成员的纵向医联体。健全市、县（区）疾控、妇幼、卫生监督机构，独立设置市级中心血站、精神卫生中心、职业病防治机构。副高及以上职称人才达到1683 名，硕士及以上学历人才达到 273 名，每千人口床位数、执业（助理）医师数、注册护士数分别达到 8 张、3.63 人、4.1 人。

根据人口、医疗资源现状及医疗服务需求科学设置不同类型的医疗机构。打造一批在省内、国内具有较强影响力的特色专科。鼓励高端个性化体检、高端健康管理、医学美容、特色医疗、医养结合等短缺卫生服务发展。

4.医疗卫生服务提质增效

建成国家级重点专科 1 个、省级重点专科 28 个，国家胸痛中心和高级卒中中心各 2 个。传染病发病率持续下降，连续 8 年低于全省平均发病水平。大力推进慢性病社区综合防治，强化高血压、糖尿病患者规范化管理。基本公共卫生服务项目经费由人均 45 元提高到 74 元，基本公共卫生服务均等化水平进一步提高。

5.健康产业创新发展

做好"钒钛、阳光"两篇文章，推进全国首批医养结合城市试点，创新发展"康养+医疗"产业，大力推进医疗与养老、养生、文化、运动、旅游等相关产业的深度融合，构建多层次、全生命周期健康服务体系。启动省级健康服务业示范城市建设，探索和运用中医药参与养生、养老，开展中医特色服务，促进中医药与康养深度融合。

（五）打造区域时尚消费中心

聚焦现代化区域中心城市和川西南滇西北现代服务业发展高地建设，以精明增长的理念引领城市发展，厚植高品质康养生活宜居优势，加速聚集消费资源，建设多层次、多业态、多功能的消费载体，打造现代都市商务消费新地标，增强区域消费引领和辐射带动作用。创新消费场景供给，加快炳三区等中高端时尚消费区的培育发展，加快建设太谷广场等时尚消费中心新地标，促进炳草岗、大渡口等传统老商圈焕发时尚新活力，打造一批都市消费商圈、特色街区和沉浸式、体验式新型消费场景，推动商、旅、体、游、购、娱融合发展。探索发展新消费模式，加快建设直播基地、电商中心等新型消费载体，推动夜间经济、网络经济、共享经济、健康经济等加速发展。优化消费环境，强化消费品牌打造和消费者权益保护，全面提升消费体验感。依托钒钛高新区干坝塘片区，有序植入一批高品质商业亮点项目，云集更多优质时尚消费品牌和市场主体，加快提升消费供给规模和品质，成为创意迸发、名牌汇聚、引领潮流的川西南滇西北区域时尚消费中心城市。

二、深耕"1+5"川西南、滇西北区域市场，促进"中圈"康养产业协同发展

中圈即川西南滇西北毗邻 5 市州区域，发展空间巨大，是"三个圈层"的"重头戏"和"大舞台"。因此，攀枝花要积极面向川西南、滇西北 5 市州，特别是相邻县市，加快打通快速通道，构建一小时、两小时交通圈。推动产业分工协作、基础设施互联互通、生态环境共建共保、基本公共服务共享、开放发展合作共赢。

（一）协同"中圈"跨区域合作

协同"中圈"就是要深化区域合作，建立互通有无、互补互促的体制机制，逐步形成优势互补、协同发展的金沙江区域经济体。积极探索省际交界城市开放发展路径，建立与"中圈"市（州）深度融合发展的体制机制，推动重点领域率先突破，探索建立跨省市（州）合作示范区并争取上升为省级规划，打造川西南滇西北区域协同发展圈。高效对接推动交通物流协同发展，建设区域物流分拨配送和重要物资储备中心，建立 2 小时物流圈。深化区域经济发展合作，优化升级区域产业链供应链，构筑产业分工协作、生态共建共保、发展合作共赢的区域共同体。创新社会协同治理模式，推进六市（州）政务服务一体通办，加快人才、社保、文化旅游等领域共享合作，推动与毗邻县（市）的同城化发展。

（二）加强城际康养合作

紧密与凉山合作，共同全力打造攀西康养文旅经济带；主动融入大香格里拉旅游环线，加强与大理、丽江等滇西北城市的合作；发挥康养产业城市联盟纽带作用，切实推动康养产业发展联盟高质量运行及成员互动发展。以康养产业标准体系共建、互认及推广,技术、产品及人才双向多向交流,建设联盟信息化平台及成员间"云合作"机制,共同招商、捆绑经营、组团外向开发等形式,实质性推动联盟内资源要素共创共生共享，激发联盟活力、提升运行效度。

（三）构建阳光康养产业生态圈

围绕打造成渝地区阳光康养度假旅游"后花园"，打响"阳光之旅、健康之城、

幸福乡村、自驾营地" 四张特色牌。加快康养人才培养、产业孵化、标准建设等配套，推动康养与旅游、度假、运动、医疗、养老等产业融合发展，构建支柱产业强劲、配套产业完善的康养产业生态圈。加快三线文化等重点文旅资源开发，打造金沙江、雅砻江、安宁河沿岸阳光生态经济走廊，发展大健康产业，打造川滇自驾旅居集散中心和体育竞训基地，创建国家全域旅游示范区，融入"攀大丽（香）"旅游"金三角"一体化发展。

三、融入成渝贵昆大市场，激活"外圈"康养产业力量源

成渝贵昆外圈层覆盖了成渝地区双城经济圈、滇中城市群、黔中城市群和大香格里拉旅游经济圈，是攀枝花融入新发展格局的"生命圈"和"力量源"。

（一）持续推进全域开放

近年来，攀枝花市着力构建现代化区域中心城市，打通内联外畅的全国性综合交通枢纽，助力全域康养旅游高质量发展。目前，随着交通基础设施的日趋完善，从攀枝花乘坐动车到成都只需 4 小时，到成渝贵昆"外圈"3 小时交通圈愈加完善；攀枝花至云南丽江行程缩短至 2.5 小时左右，至大理行程缩短至 3 小时左右。在建的 G4216 宜宾至攀枝花高速 2025 年全线贯通后，攀枝花到宜宾、自贡、泸州和贵州、重庆将不再绕行。今后将进一步促进攀枝花连接大理—瑞丽/清水河—腊戌、昆明—磨憨—万象—曼谷、昆明—河口—河内等铁路通道有效衔接，加快形成成渝经攀枝花至滇中通道群，实现与缅甸、老挝、泰国、越南等国家互联互通，内外交通实现大改观，这必将有利促进攀枝花的全域开放，有效激活"外圈"康养产业力量源。

（二）扩大康养对外开放

攀枝花还应坚持主动融入"一带一路"建设、成渝地区双城经济圈建设等国家战略，加强与长江经济带和滇中、黔中城市群等交流合作，申建保税物流中心（B 型），推进跨境贸易平台、"蓉欧+"基地等建设。健全承接产业转移、优化产业生态、促进产业集群发展的机制，编制产业链地图白皮书和招商路线图，创新

链条式招商、以商招商等市场化招商模式，强化驻外招商平台建设，积极开拓引资新渠道，加强与行业领军企业、"专精特新"企业合作交流，吸引重大产业项目落地。全面实施"准入前国民待遇+负面清单"管理，鼓励外商投资，营造开放型经济环境，培育开放型经济主体，建好四川南向开放门户。积极建立国际康养友好城市，学习借鉴先进经验，扩大攀枝花城市康养品牌海外影响；面向南亚、东南亚市场，多种方式开展康养科技研发、康养人才培养等交流合作；吸引泰国、老挝等东南亚国家欧美客流到攀枝花旅游、度假、康养；借地开发，在东南亚适宜地方合作进行康养种植和康养农产品加工，弥补耕地数量短板，提高攀枝花康养制造品产量。

（三）积极构建成渝地区双城经济圈高品质生活宜居"后花园"

加快落实"一核一带三谷"康养产业发展，推进安宁河流域和金沙江沿岸农文旅融合发展，到2025年，争创1个5A级景区，3个省级旅游度假区，4A级景区总量达到6个，A级旅游景区总量达到40个以上，文化旅游综合收入年均增长10%以上，使文化旅游产业形成基础设施配套、人才体系健全、管理服务优质、安全保障有力的文化旅游公共服务体系。推动文化和旅游融合发展，培育壮大文旅企业，建设一批富有文化底蕴的旅游景区和度假区，逐步建成资源有机整合、产业联动发展、业态创新开发、产品供给丰富、服务高品质的文化旅游发展格局，把攀枝花建成闻者向往、来者依恋、居者自豪的国际阳光康养旅游目的地和成渝地区双城经济圈高品质生活宜居"后花园"。

四、聚焦创造"金饭碗"，着力推进康养产业规模化

围绕攀枝花阳光、气候、农业等资源，深度挖掘"金饭碗"潜力，与凉山州共建"天府第二粮仓"，持续打造"一品牌两中心"，促进安宁河流域和金沙江沿岸农文旅深度融合发展，推动康养产业跨界融合高质量发展。围绕阳光康养旅游目的地建设，以"服务业发展年"为牵引，推动消费扩容提质，扎实推进二滩森林康养旅游度假区等16个在建省级重点文旅项目，实质性开发金沙江大峡谷旅游度假区、马鹿寨等核心文旅资源，做实康养产业发展内涵，优化产业运营模式，促进康养去房地产化，推动大康养向大健康转变，建强阳光康养旅游度假产业生态圈，推进康养产业规模化，到2025年，实现康养产业增加值200亿元。

附　录

附件 1：攀枝花康养发展历程

发展阶段	年份划分	目标定位	区域形象	政策引导	项目支撑	展会活动	区域荣誉
阳光生态旅游发展阶段	2006—2008 年	做大做强旅游业，着力打造特色旅游品牌	阳光&生态	《攀枝花市城市总体规划（2006—2025）纲要》《攀枝花市国民经济和社会发展"十一五"规划纲要（草案）》《攀枝花资源型城市转型战略研究》	红格二滩生态旅游示范区、桐子林湖区水上休闲运动中心	2006 世界漂流锦标赛、2006 年全国皮划艇激流回旋春季冠军赛	创建国家卫生城市、中国优秀旅游城市
	2009 年	强化旅游业龙头地位，尽快形成"一体两翼"产业发展新格局	阳光花城&养生胜地	《关于加快推动旅游项目建设，实现旅游产业又快又好发展的指导意见》	盐边县箐河瀑布景区	2009 年全国女子垒球锦标赛、首届阳光休闲节	
阳光生态旅游向阳光康养过度阶段阳光康养品牌逐渐打响，参观塑造"阳光花城 康养胜地"形象	2010—2011 年	努力建成面向大香格里拉的重要旅游集散地和全国著名的冬季阳光度假目的地	阳光花城&阳光休闲	"四个倾力打造"、《攀枝花市国民经济和社会发展第十二个五年规划纲要（草稿）》	红格温泉旅游渡假区、岩神山-莲花村阳光康养度假区	2010、2011 中国攀枝花阳光欢乐节	四川省米易县国家皮划艇激流回旋训练基地

续表

发展阶段	年份划分	目标定位	区域形象	政策引导	项目支撑	展会活动	区域荣誉
阳光生态旅游向阳光康养过度阶段阳光康养品牌逐渐打响，参观塑造"阳光花城 康养胜地"形象	2012年	打造宜居宜游、特色鲜明、亮点纷呈的阳光花城，提升城市知名度和美誉度	宜居宜游	《中国阳光康养旅游城市发展规划》编制启动、《攀枝花市人民政府关于城市总体规划（2011—2030）》	普达阳光国际康养度假区项目、阿署达花舞人间景区项目、仁和苴却砚特色小镇	2012中国攀枝花欢乐阳光节、首届米易中华养生健康产业发展高端论坛	
	2013年	大力创建中国阳光康养旅游城市	阳光花城&康养胜地	《创建国家园林城市工作规划》《攀枝花市老龄事业发展规划（2013—2020年）》《二滩湖区旅游开发总体规划》等		第二届米易中华养生健康产业发展高端论坛	省级森林城市、省级文明城市
	2014年	有序推进普达阳光国际康养度假区项目、阿署达花舞人间景区等项目群建设	阳光体育&阳光康养	《关于本市创建中国阳光康养旅游城市的决议（草案）》《攀枝花创建（中国）阳光康养试验区发展规划》《攀枝花市促进健康服务业发展实施方案》		首届中国康养产业发展论坛、全国养老服务业发展（攀枝花)研讨会	
	2015年	以康养产业为龙头，做大第三产业	智慧康养	《关于支持养老服务业发展若干意见》		2014年攀枝花欢乐阳光节	全国文明城市提名城市、中国阳光康养示范城市、全国十佳养老城市、全国呼吸十佳城市

发展阶段	年份划分	目标定位	区域形象	政策引导	项目支撑	展会活动	区域荣誉
"康养+"业态综合发展	2016年	大力发展"康养+"，推进医疗保健、休闲旅游、商贸金融、文化创意、运动健身、房产业等服务业与康养产业联动发展，形成"大康养"发展格局	绿色&宜居&健康	《攀枝花市国民经济和社会发展第十三个五年规划纲要（草案）》，中共攀枝花市第十次代表大会：以建设阳光花城为统揽，全力抓好城乡统筹；以建设中国康养胜地为统揽，全力抓好改革开放。《攀枝花市阳光康养产业试验区发展规划》《攀枝花市康养产业人才发展规划》，攀枝花国际康养学院成功创办	西蜀阳光花园酒店、鑫岛欢乐世界	第十一届中国生态健康论坛、"康养胜地与国家现代农业示范区建设"分论坛、全国首届国际生态康养产业博览会暨城市论坛	2016年中国智慧城市创新奖
	2017年	大力发展"康养+"即"康养+农业""康养+工业""康养+医疗""康养+旅游""康养+运动"	"康养+"	攀枝花市康养产业投资基金组建，《攀枝花康养产业人才中长期发展规划》		第三届中国康养产业发展论坛	国家森林城市、国家园林城市、攀枝花康养旅游综合体获评全国"2017年度民生示范工程"
	2018年	纵深推进5个"康养+"产业，高水平创建中国阳光康养产业发展示范区	英雄攀枝花、阳光康养地	加大宜居城市建设力度，加快建设全国阳光康养旅游目的地	东方太阳谷、医养康复示范中心	"康养中国，阳光花城"——2018年首届中国攀枝花微电影大赛	四川省健康旅游试点城市、全省首个"三线建设"主题红色旅游融合发展示范区、国家园林城市

发展阶段	年份划分	目标定位	区域形象	政策引导	项目支撑	展会活动	区域荣誉
"康养+"业态综合发展	2019年	大力发展康养产业，发展四季康养旅游，建设全域全龄智能特色康养示范区	四季康养	构建"一核一带三谷"康养产业布局	红格温泉康养项目、阿署达国家级度假区、攀西阳光欢乐谷国际旅游度假区、洲际皇冠度假酒店	康养民宿设计大赛、攀枝花首届文化与旅游发展大会	全国康养产业可持续发展十强地级市第5名
	2020年	建立康养产业统计监测机制，开展全生命周期的康养科技开发和应用，精准提升康养产业水平	"冬日暖阳、夏季清凉"康养	康养5115工程，康养产业标委会筹建全国服务标准化技术委员会康养产业标准工作组	金杯半山楊太阳谷项目，金沙画廊康养旅游度假区项目		2020中国宜居宜业城市、2020中国避暑名城
	2021—2022年	推动康养融合发展，构建支柱产业强劲、配套产业完善的康养产业生态圈，与凉山州共建阳光康养旅游目的地	阳光之旅、健康之城、幸福乡村、自驾营地	《攀枝花市康养产业发展"十四五"规划》《攀枝花市"十四五"文化和旅游发展规划》《攀枝花市康养进社区、康养进乡村专项工作方案》	金沙江大峡谷旅游度假区、迤沙拉历史文化景区、攀枝花三线建设文化旅游融合发展示范项目	第五届中国康养产业发展论坛、康养产业融合发展论坛、四川省康养技能大赛暨川渝康养技能人才交流活动	中国气候宜居城市、中国最具幸福感城市、全国康养20强市、全国积极应对人口老龄化重点联系城市

附件2：　攀枝花市康养产业统计分类2020

行业门类	行业代码（小类）	类别名称	范围说明
农林牧渔业（41）	0111*	稻谷种植	包括获得绿色、有机、无公害、地理标志保护等认证的籼稻、粳稻、糯稻
	0112*	小麦种植	包括获得绿色、有机、无公害、地理标志保护等认证的硬质小麦、软质小麦、混合小麦
	0113*	玉米种植	包括获得绿色、有机、无公害、地理标志保护等认证的白玉米、黄玉米、糯玉米、甜玉米
	0119*	其他谷物种植	包括获得绿色、有机、无公害、地理标志保护等认证的硬谷子、糯谷子、高粱、大麦、燕麦、黑麦、荞麦、莜麦、元麦、青稞、穈子、黍子、紫米、薏苡
	0121*	豆类种植	包括获得绿色、有机、无公害、地理标志保护等认证的大豆、绿豆、小豆、干豌豆、干蚕豆、芸豆、饭豆、干豇豆、鹰嘴豆、豆类蔬菜
	0122*	油料种植	包括获得绿色、有机、无公害、地理标志保护等认证的花生、油菜籽、葵花籽、芝麻、胡麻籽、棉籽
	0123*	薯类种植	包括获得绿色、有机、无公害、地理标志保护等认证的马铃薯、木薯、甘薯
	0133*	糖料种植	包括获得绿色、有机、无公害、地理标志保护等认证的甘蔗、甜菜
	0141*	蔬菜种植	包括获得绿色、有机、无公害、地理标志保护等认证的蔬菜
	0142*	食用菌种植	包括获得绿色、有机、无公害、地理标志保护等认证的菇、菌、木耳、松茸、榛蘑、灰树花，不包括野生菌类采摘

续表

行业门类	行业代码（小类）	类别名称	范围说明
农林牧渔业（41）	0143	花卉种植	
	0149*	其他园艺作物种植	包括盆栽观赏花木的种植
	0151*	仁果类和核果类水果种植	包括获得绿色、有机、无公害、地理标志保护等认证的苹果、梨、桃、杏、李子、核果类水果，不包括野生水果采摘
	0152*	葡萄种植	包括获得绿色、有机、无公害、地理标志保护等认证的葡萄
	0153*	柑橘类种植	包括获得绿色、有机、无公害、地理标志保护等认证的柑橘、柚类、柠檬
	0154*	香蕉等亚热带水果种植	包括获得绿色、有机、无公害、地理标志保护等认证的香蕉、菠萝、龙眼、荔枝、枇杷、芒果、橄榄、无花果、鳄梨、番石榴、山竹果、杨桃、莲雾、火龙果及其他亚热带水果
	0159*	其他水果种植	包括获得绿色、有机、无公害、地理标志保护等认证的瓜类水果、柿子、草莓、黑莓、桑椹、猕猴桃、沙棘
	0161*	坚果种植	包括获得绿色、有机、无公害、地理标志保护等认证的椰子、腰果、核桃、栗子、松子、榛子、开心果、槟榔、白果、香榧、巴旦杏、夏威夷果
	0162*	含油果种植	包括获得绿色、有机、无公害、地理标志保护等认证的橄榄、油棕榈
	0163*	香料作物种植	包括调味香料花椒、青椒、藤椒、胡椒、桂皮、桂花、丁香、豆蔻、茴香、咖喱、枯茗子、蒿子、杜松果和香味料香子兰、香茅草、薄河油、留兰香、啤酒花、番红花、姜黄、月桂叶
	0164*	茶叶种植	包括获得绿色、有机、无公害、地理标志保护等认证的茶叶

行业门类	行业代码（小类）	类别名称	范围说明
农林牧渔业（41）	0169*	其他饮料作物种植	包括获得绿色、有机、无公害、地理标志保护等认证的可可豆、咖啡豆
	0171	中草药种植	
	0179	其他中药材种植	
	0251*	木竹材林产品采集	包括木竹野生植物活体：野生乔木、野生灌木、野生藤木、野生菌类
	0252*	非木竹林产品采集	包括非木竹野生植物活体：野生蕨菜、野生发菜、野生薇菜、野生锁阳、其他野生植物活体
	0311*	牛的饲养	包括获得绿色、有机、无公害、地理标志保护等认证的肉牛养殖，不包括以产奶为目的的产奶牛
	0312*	马的饲养	包括获得绿色、有机、无公害、地理标志保护等认证的肉马养殖
	0313*	猪的饲养	包括获得绿色、有机、无公害、地理标志保护等认证的猪养殖
	0314*	羊的饲养	包括获得绿色、有机、无公害、地理标志保护等认证的羊养殖
	0315*	骆驼饲养	包括获得绿色、有机、无公害、地理标志保护等认证的骆驼养殖
	0319*	其他牲畜饲养	包括获得绿色、有机、无公害、地理标志保护等认证的骡、驴养殖
	0321*	鸡的饲养	包括获得绿色、有机、无公害、地理标志保护等认证的鸡养殖
	0322*	鸭的饲养	包括获得绿色、有机、无公害、地理标志保护等认证的鸭养殖
	0323*	鹅的饲养	包括获得绿色、有机、无公害、地理标志保护等认证的鹅养殖

续表

行业门类	行业代码（小类）	类别名称	范围说明
工业（132）	0329*	其他家禽饲养	包括获得绿色、有机、无公害、地理标志保护等认证的火鸡、珍珠鸡、鸽子、驼鸟、野鸭、鹌鹑养殖及禽蛋
	0391*	兔的饲养	包括获得绿色、有机、无公害、地理标志保护等认证的兔
	0392*	蜜蜂饲养	天然蜂蜜及副产品
	0399*	其他未列明畜牧业	麝香、鹿茸、燕窝、龟蛋
	0412*	内陆养殖	包括获得绿色、有机、无公害、地理标志保护等认证的内陆淡水养殖产业
	0422	内陆捕捞	
	1311*	稻谷加工	包括获得绿色、有机、无公害、地理标志保护等认证的稻谷去壳、碾磨成大米或大米粉的生产活动
	1331*	食用植物油加工	包括获得绿色、有机、无公害、地理标志保护等认证的食用植物油料生产油脂，以及精制食用油的加工
	1340*	制糖业	包括获得绿色、有机、无公害、地理标志保护等认证的成品糖、精制糖的加工生产活动
	1351*	牲畜屠宰	包括获得绿色、有机、无公害、地理标志保护等认证的牲畜进行宰杀，以及鲜肉冷冻等保鲜活动，但不包括商业冷藏活动
	1352*	禽类屠宰	包括获得绿色、有机、无公害、地理标志保护等认证的禽类进行宰杀，以及鲜肉冷冻等保鲜活动，但不包括商业冷藏活动
	1353*	肉制品及副产品加工	包括获得绿色、有机、无公害、地理标志保护等认证的畜、禽肉为原料加工成熟肉制品，以及畜、禽副产品的加工

行业门类	行业代码 （小类）	类别名称	范围说明
工业 （132）	1361*	水产品冷冻加工	包括获得绿色、有机、无公害、地理标志保护等认证的鱼类、虾类、甲壳类、贝类、藻类等水生动物或植物进行的冷冻加工，但不包括商业冷藏活动
	1362*	鱼糜制品及水产品干腌制加工	包括获得绿色、有机、无公害、地理标志保护等认证的鱼糜制品制造，以及水产品的干制、腌制等加工
	1363*	鱼油提取及制品制造	包括获得绿色、有机、无公害、地理标志保护等认证的鱼或鱼肝中提取油脂，并生产制品的活动
	1369*	其他水产品加工	包括获得绿色、有机、无公害、地理标志保护等认证的水生动植物进行的其他加工
	1371*	蔬菜加工	包括获得绿色、有机、无公害、地理标志保护等认证的蔬菜加工活动
	1372*	食用菌加工	包括获得绿色、有机、无公害、地理标志保护等认证的食用菌加工活动
	1373*	水果和坚果加工	包括获得绿色、有机、无公害、地理标志保护等认证的水果和坚果加工活动
	1391*	淀粉及淀粉制品制造	包括获得绿色、有机、无公害、地理标志保护等认证的淀粉和淀粉制品的生产；还包括以淀粉为原料，经酶法或酸法转换得到的糖品生产活动
	1392*	豆制品制造	包括获得绿色、有机、无公害、地理标志保护等认证的大豆、小豆、绿豆、豌豆、蚕豆等豆类为主要原料，经加工制成食品的活动
	1393*	蛋品加工	包括获得绿色、有机、无公害、地理标志保护等认证的蛋品的加工活动
	1411*	糕点、面包制造	包括获得绿色、有机、无公害、地理标志保护等认证的糕点、面包的生产活动

行业门类	行业代码（小类）	类别名称	范围说明
工业（132）	1419*	饼干及其他烘烤食品制造	包括获得绿色、有机、无公害、地理标志保护等认证的饼干及其他烘烤食品生产活动
	1421*	糖果、巧克力制造	包括获得绿色、有机、无公害、地理标志保护等认证的糖果、巧克力制造
	1422*	蜜饯制作	包括获得绿色、有机、无公害、地理标志保护等认证的糖果蜜饯的活动
	1441	液体乳制造	
	1442	乳粉制造	
	1449	其他乳制品制造	
	1451*	肉、禽类罐头制造	包括获得绿色、有机、无公害、地理标志保护等认证的肉、禽类罐头的制造活动
	1452*	水产品罐头制造	包括获得绿色、有机、无公害、地理标志保护等认证的水产品罐头加工活动
	1453*	蔬菜、水果罐头制造	包括获得绿色、有机、无公害、地理标志保护等认证的蔬菜、水果罐头的制造活动
	1459*	其他罐头食品制造	包括获得绿色、有机、无公害、地理标志保护等认证的婴幼儿辅助食品类罐头、米面食品类罐头（如八宝粥罐头等）等罐头食品制造
	1469*	其他调味品制造	包括获得绿色、有机、无公害、地理标志保护等认证的其他调味品、发酵制品的制造活动
	1491	营养食品制造	
	1492	保健食品制造	

续表

行业门类	行业代码（小类）	类别名称	范围说明
工业（132）	1522*	瓶（灌）装饮用矿物质水制造	包括饮用天然矿泉水、饮用天然泉水、其他饮用天然水的生产活动
	1523*	果菜汁及果菜汁饮料制造	包括获得绿色、有机、无公害、地理标志保护等认证的果菜汁及果菜汁饮料制造
	1524*	含乳饮料和植物蛋白饮料制造	包括获得绿色、有机、无公害、地理标志保护等认证的含乳饮料和植物蛋白饮料制造
	1525*	固体饮料制造	包括获得绿色、有机、无公害、地理标志保护等认证的固体饮料制造
	1529*	茶饮料及其他饮料制造	包括获得绿色、有机、无公害、地理标志保护等认证的茶饮料及其他饮料制造
	1530	精制茶加工	
	1782*	绳、索、缆制造	包括与户外运动、体育项目有关的相关器材制造
	1784*	篷、帆布制造	包括与户外运动、体育项目有关的相关器材制造
	1811	运动机织服装制造	
	1819*	其他机织服装制造	包括与健康养老、户外运动、体育项目有关的相关服装制造
	1821	运动休闲针织服装制造	
	1829*	其他针织或钩针编织服装制造	包括与健康养老、户外运动、体育项目有关的相关服装制造
	1830*	服饰制造	包括与户外运动、体育项目有关的相关服饰制造
	1951*	纺织面料鞋制造	包括纺织面运动鞋：纺织面普通运动鞋（旅游鞋）、橡塑底纺织面普通运动鞋、其他纺织面运动鞋

行业门类	行业代码（小类）	类别名称	范围说明
工业（132）	1952*	皮鞋制造	包括皮运动鞋、跑鞋、足球鞋
	1953*	塑料鞋制造	包括与健康养老、户外运动、体育项目有关的相关鞋类制造
	1954*	橡胶鞋制造	包括与健康养老、户外运动、体育项目有关的相关鞋类制造
	2034*	木地板制造	包括用于体育场馆的运动场地用地板制造
	2041*	竹制品制造	包括与健康养老有关的相关竹制品制造
	2140*	塑料家具制造	包括用于体育场馆、运动场地有关的家具制造
	2319*	包装装潢及其他印刷	包括与健康养老、户外运动、体育项目有关的装潢印刷
	2431*	雕塑工艺品制造	包括苴却砚以及各种供欣赏和实用的工艺品的制作活动
	2441	球类制造	
	2442	专项运动器材及配件制造	
	2443	健身器材制造	
	2444	运动防护用具制造	
	2449	其他体育用品制造	
	2451*	电玩具制造	包括室内游乐场所、体育比赛用产品制造
	2452*	塑胶玩具制造	包括室内游乐场所、体育比赛用产品制造

行业门类	行业代码（小类）	类别名称	范围说明
工业（132）	2453*	金属玩具制造	包括室内游乐场所、体育比赛用产品制造
	2454*	弹射玩具制造	包括室内游乐场所、体育比赛用产品制造
	2459*	其他玩具制造	包括室内游乐场所、体育比赛用产品制造
	2461	露天游乐场所游乐设备制造	
	2462	游艺用品及室内游艺器材制造	
	2651*	初级形态塑料及合成树脂制造	指用于体育用品、设备、器材的材料的制造
	2652*	合成橡胶制造	指用于体育用品、设备、器材的材料的制造
	2653*	合成纤维单（聚合）体制造	指用于体育用品、设备、器材的材料的制造
	2659*	其他合成材料制造	指用于体育用品、设备、器材的材料的制造
	2665	医学生产用信息化学品制造	
	2666	环境污染处理专用药剂材料制造	
	2682*	化妆品制造	包括护肤用化妆品的制造
	2683	口腔清洁用品制造	
	2710	化学药品原料药制造	
	2720	化学药品制剂制造	

续表

行业门类	行业代码（小类）	类别名称	范围说明
工业（132）	2730	中药饮片加工	
	2740	中成药生产	
	2761	生物药品制造	
	2762	基因工程药物和疫苗制造	
	2770	卫生材料及医药用品制造	
	2780	药用辅料及包装材料	
	2829*	其他合成纤维制造	指用于体育用品、设备、器材的材料的制造
	2915*	日用及医用橡胶制品制造	包括医疗、卫生用橡胶制品的制造活动
	2916	运动场地用塑胶制造	
	2928*	人造草坪制造	包括运动用人造草坪
	2929*	塑料零件及其他塑料制品制造	仅包括与康养医疗相关的医疗卫生用塑料制品（医疗用塑料盥洗用具、其他医疗卫生用塑料制品）
	3053*	玻璃仪器制造	指用于健康检测、体育用品、设备、器材的材料的制造
	3061*	玻璃纤维及制品制造	指用于体育用品、设备、器材的材料的制造
	3062*	玻璃纤维增强塑料制品制造	指用于体育用品、设备、器材的材料的制造
	3240*	有色金属合金制造	指用于体育用品、设备、器材的材料的制造

续表

行业门类	行业代码（小类）	类别名称	范围说明
工业（132）	3329*	其他金属工具制造	包括运动专用手套（散打拳套）
	3389*	其他金属制日用品制造	指用于体育用品、设备、器材的材料的制造
	3399*	其他未列明金属制品制造	包括与健康养老、户外运动、体育项目有关的制品、设备制造
	3463*	气体、液体分离及纯净设备制造	包括与健康养老、户外运动、体育项目有关的制品、设备制造
	3543*	日用化工专用设备制造	包括与健康养老、户外运动、体育项目有关的制品、设备制造
	3544	制药专用设备制造	
	3581	医疗诊断、监护及治疗设备制造	
	3582	口腔科用设备及器具制造	
	3583	医疗实验室及医用消毒设备和器具制造	
	3584*	医疗、外科及兽医用器械制造	包括手术室、急救室、诊疗室等医疗专用手术器械、医疗诊断用品和医疗用具的制造
	3585	机械治疗及病房护理设备制造	
	3586	康复辅具制造	
	3587	眼镜制造	
	3589	其他医疗设备及器械制造	

行业门类	行业代码（小类）	类别名称	范围说明
工业（132）	3591*	环境保护专用设备制造	包括与健康养老有关的设备制造
	3630*	改装汽车制造	包括用于体育项目相关的车辆、器具制造
	3660*	汽车车身、挂车制造	包括用于体育项目相关的车辆、器具制造
	3733	娱乐船和运动船制造	
	3749*	其他航空航天器制造	包括用于体育项目相关的车辆、器具制造
	3751*	摩托车整车制造	包括用于体育项目相关的车辆、器具制造
	3761*	自行车制造	包括运动休闲两轮越野车、运动休闲两轮跑车
	3762*	残疾人座车制造	包括与健康养老、户外运动有关的器具制造
	3770*	助动车制造	包括与健康养老、户外运动有关的器具制造
	3780	非公路休闲车及零配件制造	
	3792*	水下救捞装备制造	包括与健康养老、户外运动有关的器具制造
	3852*	家用空气调节器制造	包括与健康养老、户外运动有关的器具制造
	3856	家用美容、保健护理电器具制造	
	3873*	舞台及场地用灯制造	包括用于体育场馆、运动场地的设备制造

续表

行业门类	行业代码（小类）	类别名称	范围说明
工业（132）	3922*	通信终端设备制造	包括与健康养老、户外运动有关的设备制造
	3934*	专业音响设备制造	包括用于体育场馆、运动场地的设备制造
	3939*	应用电视设备及其他广播电视设备制造	包括用于体育场馆、运动场地的设备制造
	3961*	可穿戴智能设备制造	包括可穿戴运动监测设备制造
	3963*	智能无人飞行器制造	包括由于体育项目相关的器具制造
	3964*	服务消费机器人制造	包括助老助残机器人、医疗机器人、康复机器人的制造
	3969*	其他智能消费设备制造	包括智能健康管理设备、体育用智能设备的制造
	4014*	实验分析仪器制造	包括医用实验分析仪器的制造
	4028*	电子测量仪器制造	包括与医疗有关的电子测量仪器制造
	4029*	其他专用仪器制造	包括药物检测仪器等与医疗有关的其他专用仪器制造
	4030*	钟表与计时仪器制造	包括用于体育场馆、运动场地、运动项目的设备制造
	4040*	光学仪器制造	包括用于体育场馆、运动场地的设备制造
	4119*	其他日用杂品制造	包括与健康养老、户外运动有关的物品制造
	4330*	专用设备修理	包括与健康养老、户外运动有关的设备修理

行业门类	行业代码（小类）	类别名称	范围说明
工业（132）	4620*	污水处理及其再生利用	包括与健康有关的污水处理利用
建筑业（32）	4710*	住宅房屋建筑	医疗、养老、疗养、文化、旅游、运动健身及康养科研房屋建筑
	4720	体育场馆建筑	
	4790*	其他房屋建筑业	医疗、养老、疗养、文化、旅游、运动健身及康养科研有关的除住宅、体育馆外的其他房屋建筑
	4811*	铁路工程建筑	与医疗、养老、疗养、文化、旅游、运动健身及康养科研等有关的铁路地基、打桩、建筑砖石、钢筋、混凝土等工程服务
	4812*	公路工程建筑	与医疗、养老、疗养、文化、旅游、运动健身及康养科研等有关的公路地基、打桩、建筑砖石、铺路等工程服务
	4813*	市政道路工程建筑	与医疗、养老、疗养、文化、旅游、运动健身及康养科研等有关的市政道路工程建筑、市政轨道交通工程服务、其他市政工程建筑
	4814*	城市轨道交通工程建筑	与医疗、养老、疗养、文化、旅游、运动健身及康养科研等有关的城市轨道交通工程建筑、轨道交通工程服务
	4819*	其他道路、隧道和桥梁工程建筑	与医疗、养老、疗养、文化、旅游、运动健身及康养科研等有关的其他道路、隧道、城市轨道交通设施，飞机场及设施等建筑活动
	4821*	水源及供水设施工程建筑	与医疗、养老、疗养、文化、旅游、运动健身及康养科研等有关的水工隧洞工程服务、水井工程服务等
	4822*	河湖治理及防洪设施工程建筑	与医疗、养老、疗养、文化、旅游、运动健身及康养科研等有关的水利土石方工程服务及水利设施部分工程建筑活动

行业门类	行业代码（小类）	类别名称	范围说明
建筑业（32）	4823*	港口及航运设施工程建筑	与医疗、养老、疗养、文化、旅游、运动健身及康养科研等有关的水运工程服务、港口与航道设施工程建筑活动
	4840*	工矿工程建筑	与医疗、养老、疗养、文化、旅游、运动健身及康养科研等有关的除厂房外的矿山和工厂生产设施、设备的施工和安装
	4851*	架线及设备工程建筑	与医疗、养老、疗养、文化、旅游、运动健身及康养科研等有关的敷设于地面以上的电力、通信、广播电视等线缆、杆塔等工程建筑
	4852*	管道工程建筑	与医疗、养老、疗养、文化、旅游、运动健身及康养科研等有关的供水、排水、燃气、集中供热、线缆排管、工业和长输等福安到工程建筑
	4853*	地下综合管廊工程尖爪	与医疗、养老、疗养、文化、旅游、运动健身及康养科研等有关的城市地下工程管线的构筑物及其附属设施，如水管网、燃气网、电信网等
	4861	节能工程施工	
	4862	环保工程施工	
	4863	生态保护工程施工	
	4875	太阳能发电工程施工	
	4874	风能发电工程施工	
	4891	园林绿化工程施工	
	4892	体育场地设施工程施工	

行业门类	行业代码（小类）	类别名称	范围说明
建筑业（32）	4893	游乐设施工程施工	
	4910*	电气安装	与医疗、养老、疗养、文化、旅游、运动健身及康养科研等有关的建筑物及土木工程构筑物内电气系统的安装活动
	4920*	管道和设备安装	与医疗、养老、疗养、文化、旅游、运动健身及康养科研等有关的管道、取暖及空调系统等的安装活动
	4991	体育场地设施安装	
	4999*	其他建筑安装业	与医疗、养老、疗养、文化、旅游、运动健身及康养科研等有关的其他建筑安装业
	5011*	公共建筑装饰和装修	与医疗、养老、疗养、文化、旅游、运动健身及康养科研等有关的对建筑工程后期的装饰、装修和清理活动，以及对居室的装修活动
	5012*	住宅装饰和装修	与医疗、养老、疗养、文化、旅游、运动健身及康养科研等有关的住宅建筑物的装饰、装修和清理活动，以及对居室的装修活动
	5013*	建筑幕墙装饰和装修	与医疗、养老、疗养、文化、旅游、运动健身及康养科研等有关的建筑幕墙装饰和装修
	5021*	建筑物拆除活动	与医疗、养老、疗养、文化、旅游、运动健身及康养科研等有关的爆破工程服务；房屋拆除服务；厂房、设备拆除服务等
	5030*	提供施工设备服务	与医疗、养老、疗养、文化、旅游、运动健身及康养科研等有关的为建筑工程提供配有操作人员的施工设备和服务

行业门类	行业代码（小类）	类别名称	范围说明
批发和零售业（70）	5126	营养和保健品批发	
	5127*	酒、饮料及茶叶批发	指运动功能性饮料、运动营养食品批发服务
	5132*	服装批发	包括运动及休闲服装批发和进出口
	5133*	鞋帽批发	运动鞋帽零售额；专供老年人使用的帽子、鞋批发
	5134*	化妆品及卫生用品批发	包括护肤用品批发和进出口
	5137*	家用视听设备批发	包括与康养医疗有关的家用设备的批发
	5138*	日用家电批发	包括电动护肤设备、电动按摩设备、电子减肥设备、电子足底保健器、其他电动保健设备批发和进出口
	5139*	其他家庭用品批发	包括眼镜、简易保健器材（非电动）批发和进出口
	5142	体育用品及器材批发	
	5143*	图书批发	包括与康养医疗有关的图书批发
	5144*	报刊批发	包括与康养医疗有关的报刊批发
	5145*	音像制品、电子和数字出版物批发	包括与康养医疗有关的音像制品、电子和数字出版物批发
	5147	乐器批发	
	5149*	其他文化用品批发	包括游艺及娱乐用品批发和进出口
	5151	西药批发	

行业门类	行业代码（小类）	类别名称	范围说明
批发和零售业（70）	5152	中药批发	
	5154	医疗用品及器材批发	
	5177*	通讯设备批发	包括与康养医疗有关；供老年人使用以及适合老人操作的移动电话等通讯设备的批发
	5179*	其他机械设备及电子产品批发	包括大型露天娱乐设备的批发和进出口
	5181*	贸易代理	包括与体育比赛、体育项目有点代理活动
	5184	艺术品代理	
	5189*	其他贸易经纪与代理	包括与体育比赛、体育项目有点代理活动
	5193*	互联网批发	包括与康养医疗有关互联网批发
	5211*	百货零售	仅包括为游客购买旅游纪念品、老字号纪念品、免税店商品、旅游用品（不含出行工具、燃料等）、旅游食品等提供的零售服务
	5212*	超级市场零售	仅包括为游客购买旅游纪念品、老字号纪念品、免税店商品、旅游用品（不含出行工具、燃料等）、旅游食品等提供的零售服务
	5213*	便利店零售	仅包括为游客购买旅游纪念品、老字号纪念品、免税店商品、旅游用品（不含出行工具、燃料等）、旅游食品等提供的零售服务
	5219*	其他综合零售	仅包括为游客购买旅游纪念品、老字号纪念品、免税店商品、旅游用品（不含出行工具、燃料等）、旅游食品等提供的零售服务

行业门类	行业代码（小类）	类别名称	范围说明
批发和零售业（70）	5221*	粮油零售	仅包括为游客购买旅游纪念品、老字号纪念品、免税店商品、旅游用品（不含出行工具、燃料等）、旅游食品等提供的零售服务
	5222*	糕点、面包零售	仅包括为游客购买旅游纪念品、老字号纪念品、免税店商品、旅游用品（不含出行工具、燃料等）、旅游食品等提供的零售服务
	5223*	果品、蔬菜零售	仅包括为游客购买旅游纪念品、老字号纪念品、免税店商品、旅游用品（不含出行工具、燃料等）、旅游食品等提供的零售服务
	5224*	肉、禽、蛋、奶及水产品零售	仅包括为游客购买旅游纪念品、老字号纪念品、免税店商品、旅游用品（不含出行工具、燃料等）、旅游食品等提供的零售服务
	5225	营养和保健品零售	
	5226*	酒、饮料及茶叶零售	仅包括为游客购买旅游纪念品、老字号纪念品、免税店商品、旅游用品（不含出行工具、燃料等）、旅游食品等提供的零售服务
	5227*	烟草制品零售	仅包括为游客购买旅游纪念品、老字号纪念品、免税店商品、旅游用品（不含出行工具、燃料等）、旅游食品等提供的零售服务
	5229*	其他食品零售	仅包括为游客购买旅游纪念品、老字号纪念品、免税店商品、旅游用品（不含出行工具、燃料等）、旅游食品等提供的零售服务

行业门类	行业代码（小类）	类别名称	范围说明
批发和零售业（70）	5231*	纺织品及针织品零售	仅包括为游客购买旅游纪念品、老字号纪念品、免税店商品、旅游用品（不含出行工具、燃料等）、旅游食品等提供的零售服务
	5232*	服装零售	仅包括为游客购买旅游纪念品、老字号纪念品、免税店商品、旅游用品（不含出行工具、燃料等）、旅游食品等提供的零售服务
	5233*	鞋帽零售	仅包括为游客购买旅游纪念品、老字号纪念品、免税店商品、旅游用品（不含出行工具、燃料等）、旅游食品等提供的零售服务
	5234*	化妆品及卫生用品零售	包括护肤用品零售
	5235*	厨具卫具及日用杂品零售	仅包括为游客购买旅游纪念品、老字号纪念品、免税店商品、旅游用品（不含出行工具、燃料等）、旅游食品等提供的零售服务
	5236*	钟表、眼镜零售	包括眼镜专门零售服务
	5237*	箱包零售	仅包括为游客购买旅游纪念品、老字号纪念品、免税店商品、旅游用品（不含出行工具、燃料等）、旅游食品等提供的零售服务
	5238*	自行车等代步设备零售	仅包括为游客购买旅游纪念品、老字号纪念品、免税店商品、旅游用品（不含出行工具、燃料等）、旅游食品等提供的零售服务
	5239*	其他日用品零售	包括保健辅助治疗器材的专门零售和固定摊点零售

行业门类	行业代码（小类）	类别名称	范围说明
批发和零售业（70）	5241*	文具用品零售	仅包括为游客购买旅游纪念品、老字号纪念品、免税店商品、旅游用品（不含出行工具、燃料等）、旅游食品等提供的零售服务
	5242	体育用品及器材零售	
	5243*	图书、报刊零售	包括与康养医疗有关的图书、报刊零售
	5244*	音像制品、电子和数字出版物零售	包括与康养医疗有关的音像制品、电子和数字出版物零售
	5245*	珠宝首饰零售	仅包括为游客购买旅游纪念品、老字号纪念品、免税店商品、旅游用品（不含出行工具、燃料等）、旅游食品等提供的零售服务
	5246*	工艺美术品及收藏品零售	仅包括为游客购买旅游纪念品、老字号纪念品、免税店商品、旅游用品（不含出行工具、燃料等）、旅游食品等提供的零售服务
	5247*	乐器零售	仅包括为游客购买旅游纪念品、老字号纪念品、免税店商品、旅游用品（不含出行工具、燃料等）、旅游食品等提供的零售服务
	5248*	照相器材零售	仅包括为游客购买旅游纪念品、老字号纪念品、免税店商品、旅游用品（不含出行工具、燃料等）、旅游食品等提供的零售服务
	5249*	其他文化用品零售	包括游艺娱乐用品专门零售服务
	5251	西药零售	
	5252	中药零售	

续表

行业门类	行业代码（小类）	类别名称	范围说明
批发和零售业（70）	5254	医疗用品及器材零售	
	5255	保健辅助治疗器材零售	
	5261*	汽车新车零售	仅包括为游客购买用于旅游活动的自驾车、摩托车、自驾游用燃料、零配件等提供的零售服务
	5262*	汽车旧车零售	仅包括为游客购买用于旅游活动的自驾车、摩托车、自驾游用燃料、零配件等提供的零售服务
	5263*	汽车零配件零售	仅包括为游客购买用于旅游活动的自驾车、摩托车、自驾游用燃料、零配件等提供的零售服务
	5264*	摩托车及零配件零售	仅包括为游客购买用于旅游活动的自驾车、摩托车、自驾游用燃料、零配件等提供的零售服务
	5265*	机动车燃油零售	仅包括为游客购买用于旅游活动的自驾车、摩托车、自驾游用燃料、零配件等提供的零售服务
	5266*	机动车燃气零售	仅包括为游客购买用于旅游活动的自驾车、摩托车、自驾游用燃料、零配件等提供的零售服务
	5267*	机动车充电销售	仅包括为游客购买用于旅游活动的自驾车、摩托车、自驾游用燃料、零配件等提供的零售服务
	5271*	家用视听设备零售	专供老年人使用或养老院使用的智能家庭消费设备的零售
	5272*	日用家电零售	包括电动保健设备家电专门零售服务
	5273*	计算机、软件及辅助设备零售	包括与健康养老、户外运动有关的零售活动

行业门类	行业代码（小类）	类别名称	范围说明
批发和零售业（70）	5274*	通信设备零售	包括与健康养老、户外运动有关的零售活动
	5279*	其他电子产品零售	包括与健康养老、户外运动有关的零售活动
	5292*	互联网零售	包括与康养医疗有关的互联网零售活动
交通运输、仓储和邮政业（36）	5311	高速铁路旅客运输	
	5312	城际铁路旅客运输	
	5313	普通铁路旅客运输	
	5331	客运火车站	
	5333*	铁路运输维护活动	仅包括为铁路游客运输提供的铁路运输调度、信号、设备管理和养护等服务
	5339*	其他铁路运输辅助活动	仅包括为铁路游客运输提供的铁路运输调度、信号、设备管理和养护等服务
	5411*	公共电汽车客运	仅包括为游客提供的公共电汽车客运、城市轨道交通、出租车客运、摩托车客运、三轮车、人力车客运、公共自行车等服务
	5412*	城市轨道交通	仅包括为游客提供的公共电汽车客运、城市轨道交通、出租车客运、摩托车客运、三轮车、人力车客运、公共自行车等服务
	5413*	出租车客运	仅包括为游客提供的公共电汽车客运、城市轨道交通、出租车客运、摩托车客运、三轮车、人力车客运、公共自行车等服务
	5414*	公共自行车服务	仅包括为游客提供的公共电汽车客运、城市轨道交通、出租车客运、摩托车客运、三轮车、人力车客运、公共自行车等服务

行业门类	行业代码（小类）	类别名称	范围说明
交通运输、仓储和邮政业（36）	5419*	其他城市公共交通运输	仅包括为游客提供的公共电汽车客运、城市轨道交通、出租车客运、摩托车客运、三轮车、人力车客运、公共自行车等服务
	5421	长途客运	
	5422	旅游客运	
	5429	其他公路客运	
	5441*	客运汽车站	仅包括为公路游客运输提供服务的客运汽车站、公路管理与养护、公路收费站、专业停车场等服务
	5442*	货运枢纽（站）	仅包括为公路游客运输提供服务的客运汽车站、公路管理与养护、公路收费站、专业停车场等服务
	5443*	公路管理与养护	仅包括为公路游客运输提供服务的客运汽车站、公路管理与养护、公路收费站、专业停车场等服务
	5449*	其他道路运输辅助活动	仅包括为公路游客运输提供服务的客运汽车站、公路管理与养护、公路收费站、专业停车场等服务
	5511	海上旅客运输	
	5512	内河旅客运输	
	5513	客运轮渡运输	
	5531	客运港口	
	5539*	其他水上运输辅助活动	仅包括为水上游客运输提供的船舶调度、水上救助等服务
	5611	航空旅客运输	

行业门类	行业代码（小类）	类别名称	范围说明
交通运输、仓储和邮政业（36）	5622	观光游览航空服务	
	5623	体育航空运动服务	
	5631	机场	
	5632	空中交通管理	
	5639*	其他航空运输辅助活动	仅包括为航空游客运输提供的机场电力管理、飞机供给、飞机维护和安全，飞机跑道管理等服务
	5822	旅客票务代理	
	5910*	装卸搬运	仅包括独立为游客提供的货物装卸搬运服务
	5960	中药材仓储	
	5990*	其他仓储业	包括与健康养老、户外运动有关的业务
	6010*	邮政基本服务	包括药品及其他健康产品、旅游相关产品、体育用品及器材的邮政服务
	6020*	快递服务	包括药品及其他健康产品、旅游相关产品、体育用品及器材的快递服务
	6090*	其他寄递服务	包括药品及其他健康产品、旅游相关产品、体育用品及器材的其他寄递服务
住宿和餐饮业（15）	6110	旅游饭店	
	6121	经济型连锁酒店	
	6129	其他一般旅馆	
	6130*	民宿服务	仅包括家庭旅馆（农家旅舍）、车船住宿、露营地、房车场地、旅居全挂车营地等住宿服务

行业门类	行业代码（小类）	类别名称	范围说明
住宿和餐饮业（15）	6140*	露营地服务	仅包括家庭旅馆（农家旅舍）、车船住宿、露营地、房车场地、旅居全挂车营地等住宿服务
	6190*	其他住宿业	仅包括家庭旅馆（农家旅舍）、车船住宿、露营地、房车场地、旅居全挂车营地等住宿服务
	6210*	正餐服务	仅包括在一定场所为游客提供以中餐、晚餐为主的餐饮服务
	6220*	快餐服务	仅包括在一定场所为游客提供的快捷、便利的就餐服务
	6231*	茶馆服务	仅包括在一定场所为游客提供的饮料和冷饮为主的服务，以及茶馆服务、咖啡馆服务、酒吧服务、冰激淋店、冷饮店服务等
	6232*	咖啡馆服务	仅包括在一定场所为游客提供的饮料和冷饮为主的服务，以及茶馆服务、咖啡馆服务、酒吧服务、冰激淋店、冷饮店服务等
	6233*	酒吧服务	仅包括在一定场所为游客提供的饮料和冷饮为主的服务，以及茶馆服务、咖啡馆服务、酒吧服务、冰激淋店、冷饮店服务等
	6239*	其他饮料及冷饮服务	仅包括在一定场所为游客提供的饮料和冷饮为主的服务，以及茶馆服务、咖啡馆服务、酒吧服务、冰激淋店、冷饮店服务等
	6241*	餐饮配送服务	仅包括为民航、铁路及旅游机构（团）提供的餐饮配送服务
	6242*	外卖送餐服务	包括与健康养老、户外运动有关的业务

行业门类	行业代码（小类）	类别名称	范围说明
住宿和餐饮业（15）	6291*	小吃服务	仅包括为游客提供的一般饭馆、农家饭馆、流动餐饮、单一小吃、特色餐饮等服务
信息传输、软件和信息技术服务业（22）	6410*	互联网接入及相关服务	包括与健康养老、户外运动有关的业务
	6421*	互联网信息服务	包括与健康养老、户外运动有关的业务
	6422*	互联网游戏服务	包括与健康养老、户外运动有关的业务
	6429*	互联网其他信息服务	包括与健康养老、户外运动有关的业务
	6432*	互联网生活服务平台	包括与康养医疗有关的平台，如互联网养老互助平台，互联网挂号就医平台等、互联网健康旅游出行服务平台
	6434*	互联网公共服务平台	仅包括一揽子旅游电子商务平台的运营维护服务
	6439*	其他互联网平台	仅包括一揽子旅游电子商务平台的运营维护服务
	6440*	互联网安全服务	仅包括一揽子旅游电子商务平台的运营维护服务
	6450*	互联网数据服务	仅包括一揽子旅游电子商务平台的运营维护服务
	6490*	其他互联网服务	包括与健康养老、户外运动有关的业务
	6513*	应用软件开发	包括与健康养老、户外运动有关的业务
	6520*	集成电路设计	包括与健康养老、户外运动有关的业务
	6531*	信息系统集成服务	包括与健康养老、户外运动有关的业务
	6532*	物联网技术服务	包括与健康养老、户外运动有关的业务

续表

行业门类	行业代码（小类）	类别名称	范围说明
信息传输、软件和信息技术服务业（22）	6540*	运行维护服务	包括与健康养老、户外运动有关的业务
	6550*	信息处理和存储支持服务	包括与健康养老、户外运动有关的业务
	6560*	信息技术咨询服务	包括与健康养老、户外运动有关的业务
	6571*	地理遥感信息服务	包括与健康养老、户外运动有关的业务
	6572*	动漫、游戏数字内容服务	包括与健康养老、户外运动有关的业务
	6579*	其他数字内容服务	包括与康养运动有关的其他数字内容服务包括但不限于：体育领域其他数字内容服务
	6591*	呼叫中心	包括与健康养老、户外运动有关的业务
	6599*	其他未列明信息技术服务业	包括与健康养老、户外运动有关的业务
金融业（32）	6621*	商业银行服务	包括支持健康、体育、旅游、养老活动的贷款、消费信贷等服务
	6623*	信用合作社服务	
	6624*	农村资金互助社服务	
	6629*	其他货币银行服务	
	6634*	汽车金融公司服务	
	6635*	小额贷款公司服务	
	6636*	消费金融公司服务	
	6637*	网络借贷服务	

行业门类	行业代码 （小类）	类别名称	范围说明
金融业 （32）	6639*	其他非货币银行服务	包括支持健康、体育、旅游、养老活动的贷款、消费信贷等服务，以及将住房反向抵押与养老年金保险相结合的商业养老保险服务
	6640*	银行理财服务	包括银行及银行理财子公司等金融机构开发或者提供的养老型理财产品服务
	6711*	证券市场管理服务	包括专门为老年人提供生活照料、康复护理等服务的营利性或非营利性养老项目发行养老产业专项债券
	6720*	公开募集证券投资基金	包括为各种康养活动提供支持的基金管理服务、资本投资服务
	6731*	创业投资基金	
	6732*	天使投资	
	6739*	其他非公开募集证券投资基金	
	6760*	资本投资服务	
	6790*	其他资本市场服务	包括营利性养老机构以有偿取得的土地设施等资产进行抵押融资的金融服务和养老融资服务等其他养老金融服务
	6811*	人寿保险	包括以老年人的寿命为保险标的的人寿保险，包括定期寿险、终身寿险和两全保险等
	6812	年金保险	
	6813	健康保险	
	6814*	意外伤害保险	包括与旅游、运动相关的意外伤害保险服务，以及老年人意外伤害保险服务

行业门类	行业代码 （小类）	类别名称	范围说明
金融业 （32）	6820*	财产保险	包括与旅游相关的财产保险服务，养老机构从事养老服务的财产保险
	6830*	再保险	包括寿险再保险服务，与健康、体育、旅游、养老相关的再保险活动
	6840	商业养老金	
	6851*	保险经纪服务	包括健康、体育、旅游、养老保险中介服务
	6852*	保险代理服务	
	6853*	保险公估服务	
	6860*	保险资产管理	包括商业养老金资金管理服务
	6870*	保险监管服务	包括健康、体育、旅游、养老保险监管服务
	6890*	其他保险活动	包括健康保障委托管理服务等与健康相关或密切相关的保险活动
	6911*	信托公司	包括养老保险经办机构将单位和个人按照有关法律、法规规定缴纳的养老保险费作为信托资产,交给金融信托机构管理和经营，职工退休后获益的一种信托形式
	6999*	其他未包括金融业	仅包括与旅游相关的外汇服务等
房地产业 （2）	7010*	房地产开发经营	与医疗、养老、疗养、文化、旅游、运动健身及康养科研等有关的房地产开发企业进行的房屋、基础设施建设等开发，以及转让房地产开发项目或销售房屋等活动
	7020*	物业管理	包括与康养运动有关的物业管理包括但不限于：体育场馆物业管理服务

续表

行业门类	行业代码（小类）	类别名称	范围说明
租赁和商务服务业（41）	7111*	汽车租赁	仅包括各类轿车、旅游客车、旅行车、活动住房车等旅游用车的租赁，以及旅游船舶、飞行器的租赁
	7115	医疗设备经营租赁	
	7119*	其他机械与设备经营租赁	仅包括各类轿车、旅游客车、旅行车、活动住房车等旅游用车的租赁，以及旅游船舶、飞行器的租赁
	7121	休闲娱乐用品设备出租	
	7122	体育用品设备出租	
	7123*	文化用品设备出租	仅包括用于旅游的纺织品、服装、鞋帽等出租
	7124*	图书出租	与康养有关的服务活动
	7125*	音像制品出租	与康养有关的服务活动
	7129*	其他文体设备和用品出租	仅包括用于旅游的纺织品、服装、鞋帽等出租
	7130*	日用品出租	仅包括用于旅游的纺织品、服装、鞋帽等出租
	7212*	投资与资产管理	与康养有关的服务活动
	7213*	资源与产权交易服务	与康养有关的服务活动
	7215*	农村集体经济组织管理	仅包括旅游饭店、旅游景区、旅行社等单位的管理机构服务，以及与旅游相关的行业管理协会、联合会等行业管理服务
	7219*	其他组织管理服务	仅包括旅游饭店、旅游景区、旅行社等单位的管理机构服务，以及与旅游相关的行业管理协会、联合会等行业管理服务

续表

行业门类	行业代码（小类）	类别名称	范围说明
租赁和商务服务业（41）	7221*	园区管理服务	仅包括旅游饭店、旅游景区、旅行社等单位的管理机构服务，以及与旅游相关的行业管理协会、联合会等行业管理服务
	7222*	商业综合体管理服务	仅包括旅游饭店、旅游景区、旅行社等单位的管理机构服务，以及与旅游相关的行业管理协会、联合会等行业管理服务
	7223*	市场管理服务	包括医药、医疗用品及器材市场管理服务：中药市场管理服务，其他医药、医疗用品及器材市场管理服务
	7224*	供应链管理服务	仅包括旅游饭店、旅游景区、旅行社等单位的管理机构服务，以及与旅游相关的行业管理协会、联合会等行业管理服务
	7229*	其他综合管理服务	仅包括旅游饭店、旅游景区、旅行社等单位的管理机构服务，以及与旅游相关的行业管理协会、联合会等行业管理服务
	7320*	工程和技术研究和试验发展	包括与健康养老、户外运动有关的业务
	7231*	律师及相关法律服务	包括与健康养老、户外运动有关的业务
	7232*	公证服务	包括与健康养老、户外运动有关的业务
	7239*	其他法律服务	包括与健康养老、户外运动有关的业务
	7242*	市场调查	包括与健康养老、户外运动有关的业务
	7244	健康咨询	
	7246	体育咨询	
	7249*	其他专业咨询与调查	包括与健康养老、户外运动有关的业务

续表

行业门类	行业代码 （小类）	类别名称	范围说明
租赁和商务服务业（41）	7251*	互联网广告服务	仅包括与旅游相关的广告制作、发布、代理等服务
	7259*	其他广告服务	仅包括与旅游相关的广告制作、发布、代理等服务
	7271*	安全服务	仅包括为铁路、民航、港口、酒店、旅游景区等提供的安保服务
	7272*	安全系统监控服务	仅包括为铁路、民航、港口、酒店、旅游景区等提供的安保服务
	7281*	科技会展服务	仅包括为旅游提供的会议、展览、博览等服务
	7282*	旅游会展服务	仅包括为旅游提供的会议、展览、博览等服务
	7283	体育会展服务	
	7284*	文化会展服务	仅包括为旅游提供的会议、展览、博览等服务
	7289*	其他会议、展览及相关服务	仅包括为旅游提供的会议、展览、博览等服务
	7291	旅行社及相关服务	
	7294*	翻译服务	仅包括为旅游提供的翻译服务等
	7297*	商务代理代办服务	仅包括与旅游相关的活动策划、演出策划、体育赛事策划等服务
	7298*	票务代理服务	仅包括与旅游相关的活动策划、演出策划、体育赛事策划等服务
	7299*	其他未列明商务服务业	仅包括与旅游相关的活动策划、演出策划、体育赛事策划等服务

行业门类	行业代码（小类）	类别名称	范围说明
科学研究和技术服务业（15）	7340	医学研究和试验发展	
	7350*	社会人文科学研究	包括与康养运动有关的社会人文科学研究包括但不限于：体育科学研究服务
	7432*	海洋环境服务	包括与健康养老、户外运动有关的业务
	7451*	检验检疫服务	包括药品检验服务
	7461	环境保护监测	
	7481*	工程管理服务	包括与健康养老、户外运动有关的业务
	7482*	工程监理服务	包括与健康养老、户外运动有关的业务
	7484*	工程设计活动	包括与康养医疗有关的工程设计活动化工石化医药工程设计服务：生化、生物药工程设计服务化学原料药工程设计服务，中成药工程设计服务，药物制剂工程设计服务，医疗器械（含药品包装）工程设计服务
	7491*	工业设计服务	包括与健康养老、户外运动有关的业务
	7492*	专业设计服务	包括与健康养老、户外运动有关的业务
	7512*	生物技术推广服务	包括与健康养老、户外运动有关的业务
	7520*	知识产权服务	包括与医药、医学设备、保健用品等康养产品相关的知识产权服务
	7530*	科技中介服务	包括与健康养老、户外运动有关的业务
	7540*	创业空间服务	包括与健康养老、户外运动有关的业务

续表

行业门类	行业代码（小类）	类别名称	范围说明
科学研究和技术服务业（15）	7590*	其他科技推广服务业	包括与健康养老、户外运动有关的业务
水利、环境和公共设施管理业（21）	7711*	自然生态系统保护管理	仅包括对游客开放的自然保护区，以及动物园、野生动物园、海洋馆、植物园、树木园等管理服务
	7712*	自然遗迹保护管理	仅包括对游客开放的自然保护区，以及动物园、野生动物园、海洋馆、植物园、树木园等管理服务
	7713*	野生动物保护	仅包括对游客开放的自然保护区，以及动物园、野生动物园、海洋馆、植物园、树木园等管理服务
	7714*	野生植物保护	仅包括对游客开放的自然保护区，以及动物园、野生动物园、海洋馆、植物园、树木园等管理服务
	7715*	动物园、水族馆管理服务	仅包括对游客开放的自然保护区，以及动物园、野生动物园、海洋馆、植物园、树木园等管理服务
	7716*	植物园管理服务	仅包括对游客开放的自然保护区，以及动物园、野生动物园、海洋馆、植物园、树木园等管理服务
	7719*	其他自然保护	仅包括对游客开放的自然保护区，以及动物园、野生动物园、海洋馆、植物园、树木园等管理服务
	7721	水污染治理	
	7722	大气污染治理	
	7723	固体废物治理	
	7724	危险废物治理	

续表

行业门类	行业代码（小类）	类别名称	范围说明
水利、环境和公共设施管理业（21）	7725	放射性废物治理	
	7726	土壤污染治理与修复服务	
	7727	噪声与振动控制服务	
	7729	其他污染治理	
	7810*	市政设施管理	包括与健康养老、户外运动有关的业务
	7820	环境卫生管理	
	7850	城市公园管理	
	7861	名胜风景区管理	
	7862	森林公园管理	
	7869	其他游览景区管理	
居民服务、修理和其他服务业（10）	8010*	家庭服务	包括病人看护服务等与康养医疗有关的家庭服务
	8040*	理发及美容服务	包括与健康养老、户外运动有关的业务
	8051	洗浴服务	
	8052	足浴服务	
	8053	养生保健服务	
	8060*	摄影扩印服务	仅包括与旅游相关的摄影、扩印等服务
	8070*	婚姻服务	包括与健康养老、户外运动有关的业务

续表

行业门类	行业代码（小类）	类别名称	范围说明
居民服务、修理和其他服务业（10）	8090*	其他居民服务业	包括与健康养老、户外运动有关的业务
	821*	清洁服务	包括与健康养老、户外运动有关的业务
	8219*	其他清洁服务	包括医疗机构保洁服务
教育（8）	8336*	中等职业学校教育	与康养医疗有关的中等职业学校教育
	8341*	普通高等教育	与康养医疗有关的普通高等教育，包括普通高等教育中医疗教育、临床护理教育、体育教育等与康养相关的高等教育
	8342*	成人高等教育	包括与康养医疗有关的成人高等教育
	8350*	特殊教育	包括与康养有关的业务
	8391*	职业技能培训	包括与康养相关的职业技能培训，具体包括营养康养培训，烹调培训，家政服务培训等
	8392	体校及体育培训	
	8393	文化艺术培训	
	8399*	文化艺术辅导	仅包括美术、舞蹈、音乐、书法和武术等辅导服务该小类包含在其他未列明教育行业小类中
卫生和社会工作（30）	8411	综合医院	
	8412	中医医院	
	8413	中西医结合医院	
	8414	民族医院	

行业门类	行业代码 （小类）	类别名称	范围说明
卫生和社会工作（30）	8416	疗养院	
	8421	社区卫生服务中心（站）	
	8422	街道卫生院	
	8423	乡镇卫生院	
	8424	村卫生室	
	8425	门诊部（所）	
	8431	疾病预防控制中心	
	8432	专科疾病防治院（所、站）	
	8433	妇幼保健院（所、站）	
	8434	急救中心（站）服务	
	8435	采供血机构服务	
	8436	计划生育技术服务活动	
	8491	健康体检服务	
	8492	临床检验服务	
	8499	其他未列明卫生服务	
	8511	干部休养所	

续表

行业门类	行业代码（小类）	类别名称	范围说明
卫生和社会工作（30）	8512	护理机构服务	
	8513	精神康复服务	
	8514	老年人、残疾人养护服务	
	8515*	临终关怀服务	包括与康养有关的业务
	8519*	其他提供住宿社会救助	包括与康养有关的业务
	8521	社会看护与帮助服务	
	8521*	社会看护与帮助服务	包括与康养有关的业务
	8522	康复辅具适配服务	
	8529*	其他不提供住宿社会工作	包括医疗捐助管理服务业
文化、体育和娱乐业（40）	8610*	新闻业	包括与康养有关的业务
	8621*	图书出版	包括与康养医疗相关的卫生、生物科学、医药、康养、保健、保健食品类图书出版
	8622*	报纸出版	包括与康养医疗相关的卫生、生物科学、医药、康养、保健、保健食品类报纸出版
	8623*	期刊出版	包括与康养医疗相关的卫生、生物科学、医药、康养、保健、保健食品类期刊出版

续表

行业门类	行业代码（小类）	类别名称	范围说明
文化、体育和娱乐业（40）	8624*	音像制品出版	包括与康养医疗相关的卫生、生物科学、医药、康养、保健、保健食品类音像制品出版
	8625*	电子出版物出版	包括与康养医疗相关的卫生、生物科学、医药、康养、保健、保健食品类电子出版物出版
	8626*	数字出版	包括与康养医疗相关的卫生、生物科学、医药、康养、保健、保健食品类数字出版
	8629*	其他出版业	包括与康养有关的业务
	8710*	广播	包括与康养医疗相关的卫生、生物科学、医药、康养、保健、保健食品类广播
	8720*	电视	包括与康养医疗相关的卫生、生物科学、医药、康养、保健、保健食品类电视
	8730*	影视节目制作	包括与康养有关的业务
	8740*	广播电视集成播控	包括与康养有关的业务
	8760	电影放映	
	8810*	文艺创作与表演	仅包括与旅游相关的表演艺术（旅游专场剧目表演）和艺术创造等活动
	8820*	艺术表演场馆	仅包括音乐厅、歌舞剧院、戏剧场等为游客提供的服务
	8831*	图书馆	包括与康养有关的业务
	8840	文物及非物质文化遗产保护	
	8850	博物馆	

行业门类	行业代码（小类）	类别名称	范围说明
文化、体育和娱乐业（40）	8860	烈士陵园、纪念馆	
	8870*	群众文体活动	包括与康养有关的业务
	8911	体育竞赛组织	
	8912	体育保障组织	
	8919	其他体育组织	
	8921	体育场馆管理	
	8929	其他体育场地设施管理	
	8930	健身休闲活动	
	8991	体育中介代理服务	
	8992	体育健康服务	
	8999	其他未列明体育	
	9011*	歌舞厅娱乐活动	仅包括为游客提供的歌舞厅、KTV 歌厅、演艺吧等娱乐服务，以及电子游艺厅娱乐活动、儿童室内游戏、手工制作等娱乐服务
	9012*	电子游艺厅娱乐活动	仅包括为游客提供的歌舞厅、KTV 歌厅、演艺吧等娱乐服务，以及电子游艺厅娱乐活动、儿童室内游戏、手工制作等娱乐服务
	9013*	网吧活动	包括与康养有关的业务

行业门类	行业代码（小类）	类别名称	范围说明
文化、体育和娱乐业（40）	9019*	其他室内娱乐活动	仅包括为游客提供的歌舞厅、KTV 歌厅、演艺吧等娱乐服务，以及电子游艺厅娱乐活动、儿童室内游戏、手工制作等娱乐服务
	9020	游乐园	
	9030*	休闲观光活动	仅包括以农林牧渔业、制造业等生产和服务领域为对象的休闲观光旅游活动及公园、海滩和旅游景点内的小型设施服务等
	9041	体育彩票服务	
	9042*	福利彩票服务	包括与康养有关的业务
	9052	体育表演服务	
	9054	体育经纪人	
	9090*	其他娱乐业	仅包括以农林牧渔业、制造业等生产和服务领域为对象的休闲观光旅游活动及公园、海滩和旅游景点内的小型设施服务等
公共管理、社会保障和社会组织（15）	9221*	综合事务管理机构	仅包括各级政府部门从事的与旅游相关的综合行政事务管理服务
	9222*	对外事务管理机构	仅包括各级政府部门从事的旅游签证、护照等涉外事务管理服务
	9224*	社会事务管理机构	各级政府部门从事药品监督等行政事务
	9225*	经济事务管理机构	包括与康养有关的机构
	9226*	行政监督检查机构	包括与康养有关的机构

续表

行业门类	行业代码 （小类）	类别名称	范围说明
公共管理、社会保障和社会组织（15）	9411	基本养老保险	
	9412	基本医疗保险	
	9415	生育保险	
	9419*	其他基本保险	包括与康养有关的机构
	9420*	补充保险	包括补充医疗等
	9490*	其他社会保障	包括与康养有关的业务
	9521*	专业性团体	包括卫生团体：医学研究、医疗卫生、健康、保健、医药、计划生育、医疗交流等社会团体的服务
	9522*	行业性团体	仅包括与旅游相关的行业管理协会、联合会等行业管理服务
	9530*	基金会	包括与康养医疗有关的基金会服务
	9542*	宗教活动场所服务	仅包括寺庙、教堂等宗教场所为游客提供的服务

附件 3：康养产业项目认定规范（DB5104/T 82—2023）

1　范围

本文件规定了攀枝花市康养产业项目认定的术语和定义、评定原则、业态分类、认定条件、认定程序及管理。

本文件适用于攀枝花市康养产业项目的认定。

2　规范性引用文件

下列文件中的内容通过文中的规范性引用而构成本文件必不可少的条款。其中，注日期的引用文件，仅该日期对应的版本适用于本文件；不注日期的引用文件，其最新版本（包括所有的修改单）适用于本文件。

GB/T 4754　国民经济行业分类

DB510400/T 162　攀枝花市康养产业基础术语

3　术语和定义

DB510400/T 162 界定的以及下列术语和定义适用于本文件。

3.1　康养产业项目业态 Wellness industry project format

康养产业项目主体向康养人群提供具体的产品和服务，也是消费人群在相关项目场景下，通过使用康养产品或体验康养服务，而实现"健康、养生、养老"等为目标的康养业务经营形式或状态。

3.2　健康"颐养"类业态 Healthy "care" type of business format

以老年人为主要服务对象，提供养老养生、预防保健、照料护理、轻微疾病治疗等多种综合服务，从而促进老年人身心舒适健康的经营形态。

3.3　健康"食养"类业态 Healthy "food care" type of business format

面向全龄段人群，依托地方特色食（药）材等物产优势，设计健康饮食文化产品及服务，提供药膳、果膳、花膳、素膳等具有地方标识的康养膳食产品及服务，达到促进身心舒适、预防保健、治愈疾病效果的各类活动的经营形态。

3.4　健康"疗养"类业态 Healthy "Healing " type of business format

　　面向需求健康、医疗辅助疗养及康复疗养的人群提供医养结合服务，或以中医理论为指导，采用外治或内治等治疗途径向消费者提供预防疾病、强身健体、医疗保健等服务，或结合运动与旅游、康复医学，通过康复设备或服务、缓解身体疲劳，让运动损伤、生产损伤等得到更快修复的服务。提供运动竞训服务，帮助运动员提升运动技能水平、强化运动专业能力的经营形态。

　　3.5　健康"休养"类业态　Healthy "recuperation" type of business format

　　以自然和人文环境为基础，促进节假日集中养生、保健、购物、娱乐等消费行为，利用生态资源、景观资源、食药资源和文化资源并与医学、养生学有机融合，为中、短期度假人群提供各类康养产品和服务的经营形态。

　　3.6　健康"育养"类业态　Healthy "nurturing" type of business format

　　以中青年人为目标客户群，利用自然资源和综合性服务设施，打造良好的旅拍、婚恋、备孕、生育环境，提供婚恋旅行、情感婚姻与家庭心理辅导、辅助生殖及围绕满足孕产妇和婴幼童需求的养育产品及服务的经营形态。

　　3.7　健康"学养"类业态　Healthy "learning and nurturing" type of business format

　　以一定教育、修学、大数据、产业园区资源为依托，提供研学旅行、职业教育、技能培训、串联康养数据等产品和服务的经营形态。

　　3.8　健康"颜养"类业态　Healthy "beauty care" type of business format

　　面向养身养颜有需求的人群，利用自然资源、人文资源、科技创新资源和综合环境要素与医学、心理学、营养学、美学、运动学等融合，开展为"颜值经济"服务的各类活动和提供相关产品的经营形态。

　　3.9　康养人群　Wellness population

　　以维持、恢复、提升人类身体及精神健康状态为目的，包括但不仅限于需求健康，受运动损伤需要辅助恢复以及急、慢性疾病、身体机能下降等需要康复疗养的人群。

　　3.10　运动康养设施设备　Sports wellness facilities and equipment

　　低氧训练康复室、低氧睡房、多功能运动环境室、冰水浴池等有关运动损伤恢复的设施设备。

3.11 健康养老产业项目 Health and Elderly Care Industry Project

契合"银发经济"新模式，在项目场景中让消费人群通过旅居养生的方式实现健康养老和旅居养生的复合功能康养项目。

3.12 康养医疗产业项目 Health Care Medical Industry Project

符合国家医养结合机构相关产品和服务的要求的项目或以中医理论为指导，契合"中医药经济"模式，采用外治或内治等治疗途径向消费者提供预防疾病、强身健体或医疗保健等服务应用消费场景的项目。

3.13 康养运动产业项目 Health and wellness sports industry project

契合"运动康复经济"新模式，消费人群能在项目应用消费场景中通过康复设备或服务、缓解身体疲劳、让运动损伤、生产损伤等得到更快修复的项目。

3.14 康养度假产业项目 Health and vacation industry project

项目契合"假日经济"新模式，能为以休闲养生、缓解疲劳和压力、维护健康亲子家庭关系为主要目的的消费人群，提供假日集中购物、休闲、度假等消费行为的应用场景项目。

3.15 孕育康养产业项目 Nurturing the health and wellness industry project

围绕旅游拍摄、婚恋旅行、婚姻家庭辅导、备孕调理及指导、辅助生殖、产后育儿等友好生育产品及服务提供应用消费场景，契合"宝妈经济""旅拍经济"新模式的项目。

3.16 研学康养产业项目 Research and Health Care Industry Project

契合"研学经济"新模式，以一定教育、修学、大数据、产业园区资源为依托，以特定的职业教育、技能培训、旅游研学、串联康养数据服务产品等为载体，以个人的知识研修、技能提升数字赋能、产业聚集为目标的市场化项目。

3.17 养生养颜产业项目 Health and Beauty Industry Project

围绕颜值提供消费应用消费场景、产品和服务，契合"颜值经济"新模式的项目。

4 认定原则

4.1 以业态占比区分康养项目与其他项目

将康养产业项目与医疗项目、养老公益性项目等传统行业项目作出区分，在旅游、运动、教育等方面创新思路，坚持康养产业项目业态占主导，辅以多种混合业态，划分康养产业项目与传统行业项目认定占比线，着重填补传统行业项目真空。

4.2　以投资主体区分产业项目与事业项目

认定的康养产业项目，投资主体以企业投资为主，划分产业与事业边界，将康养产业项目与政府主导的传统公益性、社会事业性项目作出区分，以市场经济化为项目认定导向，促进项目实现经济效益正向反馈为目的。

4.3　以持续运营区分长稳项目与短快项目

以丰富康养产业项目业态供给为基础，将持续运营作为项目主要衡量标准，旨在促进康养项目提升服务和产品质量，进一步区分长稳项目与短快项目，逐步推进康养去房地产化，推动短投资金固化为长投资金。

5　康养产业项目业态分类

康养产业项目业态分为 7 个大类，85 种小类，具体见《康养产业项目业态分类表》（附录 A）。康养产业项目业态为康养产业项目的认定提供业态占比参考，是康养产业项目划分的主要依据。

6　康养产业项目认定条件

6.1　以社会资本为主导，个人、团体、组织、企业等为主体。

6.2　附录 A 中 85 种小类业态随机组合 5 种以上。

6.3　项目内用于出售的房地产项目总建筑面积与康养旅游接待设施总建筑面积的比例应不大于 2：3。

6.4　项目满足认定基础条件后，根据项目特点按《康养产业项目认定对照表》（附录 B）确定康养产业项目类别。满足《康养产业项目认定对照表》中 3 项认定条件，即认定为康养产业项目。

7　康养产业项目认定程序及管理

7.1　项目实施单位提出申报。

7.2　对项目实施单位提交的材料进行合格性审查。

7.3 筛选符合标准的项目。可组建康养产业项目评定委员会，采取审查申报材料、实地核查、集体合议等方式进行审查，并出具审查建议。

7.4 根据推荐的项目建立康养产业项目库，纳入项目管理。

康养产业项目业态分类表

大类业态名称	编号	小类业态名称	说　明	国民经济行业分类代码及名称
健康"颐养"类业态	1	居家养老照护服务	指家庭成员或雇佣人员对居家老年人进行生活照料、康复护理等服务的活动，以及养老服务机构或其他社会主体（企业，社会组织等）向居家老年人提供的上门服务活动，如助餐、助行、助急、助浴、助洁、助医、日常照料等，不包括社区上门服务。	6242* 外卖送餐服务 8010* 家庭服务 8090* 其他居民服务业 8219* 其他清洁服务 8521* 社会看护与帮助服务
	2	社区养老照护服务	指养老服务机构依托社区养老服务设施向社区老年人提供的日托、全托等服务；社区养老服务机构、社区嵌入式的养老服务设施和带护理型床位的社区日间照料中心等机构提供的照护服务；依托社区综合服务设施和社区公共服务综合信息平台、呼叫服务系统和应急救援服务机制为老年人提供的全托、月托、上门等为主的精准化专业化生活照料、助餐助行、助浴助洁、助医、紧急救援、精神慰藉等照护服务；社区邻里互助、助老食堂、助老餐桌、老年社区（全周期养老综合体）提供的社区养老照护服务。	6210* 正餐服务 6220* 快餐服务 6241* 餐饮配送服务 6299* 其他未列明餐饮业 8090* 其他居民服务业 8514* 老年人、残疾人养护服务 8521* 社会看护与帮助服务

续表

大类业态名称	编号	小类业态名称	说　明	国民经济行业分类代码及名称
健康"颐养"类业态	3	机构养老照护服务	指各级政府、企业和社会力量兴办的养老院、老年福利院、老年公寓、老年养护院、敬老院、农村幸福院、养老大院、农村特困人员供养服务机构等养老机构为在机构集中养老的老年人提供的养护和专业化护理服务；内设诊所、卫生所（室）、医务室、护理站的养老机构提供的医养结合服务；公办养老机构及公建民营养老机构为经济困难失能（含失智）老年人、计划生育特殊家庭老年人提供无偿或低收费托养服务；失智老年人照护机构提供的服务，不包括机构为居家老年人提供的上门服务。	8416* 疗养院 8512* 护理机构服务 8514* 老年人、残疾人养护服务
	4	老年预防保健和健康管理	指医院、基层医疗卫生机构、专业卫生机构等医疗卫生机构以防止和减少老年人损伤、疾病及其后遗症和并发症的数量或严重程度，提高老年人健康水平为目的，开展疾病预防、营养、中医养生等非诊疗性健康服务，以及预防保健、健康咨询、健康状态辨识、健康危险因素的干预以及家庭医生、老年疾病档案管理等健康管理服务，包括老年人中医治未病、家庭医生签约服务，不包括养老机构内设诊所、卫生所（室）、医务室、护理站提供的服务。	7244* 健康咨询 8411* 综合医院 8412* 中医医院 8413* 中西医结合医院 8421* 社区卫生服务中心（站） 8422* 街道卫生院 8423* 乡镇卫生院 8491* 健康体检服务

大类业态名称	编号	小类业态名称	说　明	国民经济行业分类代码及名称
健康"颐养"类业态	5	老年人疾病诊疗服务	指医院、基层医疗卫生机构、专业卫生机构等医疗卫生机构以减轻老年人疾病或损伤的症状和严重程度，阻止威胁生命或正常生活功能为首要目标的门诊、住院等诊疗服务，包括老年人中医药疾病诊疗服务。	8411* 综合医院 8412* 中医医院 8413* 中西医结合医院 8414* 民族医院 8415* 专科医院
	6	老年康复和医疗护理服务	指为老年人提供的以达到、恢复或维持最佳的身体、感官、智力、心理和社会功能水平为目的的康复服务，为需要长期照护的老年患者提供的以减轻疼痛、减少健康状况恶化的专业化护理服务，包括老年中医康复、偏瘫肢体综合训练、认知知觉功能康复训练等老年康复医疗护理服务。	8415* 专科医院 8416* 疗养院 8421* 社区卫生服务中心（站） 8422* 街道卫生院 8423* 乡镇卫生院 8513* 精神康复服务 8514* 老年人、残疾人养护服务
	7	老年康复辅具配置服务	指为老年人、老年残疾人提供假肢、矫形器、轮椅车、助行器、助听器等康复辅具适配服务的活动，不包括医疗、康复机构的康复辅具适配服务。	8522* 康复辅具适配服务
	8	安宁疗护服务	指安宁疗护中心、其他具备安宁疗护服务能力的机构或组织通过控制老年患者疾病终末期或临终前痛苦和不适症状，提供生理、心理等方面的照料和人文关怀等服务。	8515* 临终关怀服务
	9	老年养生保健服务	指以老年人保养、调养、颐养生命为目的的保健服务和休闲养生活动，包括运动养生保健服务、保健按摩服务、足疗服务、汗蒸服务、理发及美容服务、其他健康保健服务，不包括以医疗机构、康复护理机构、疗养院为主要载体开展的医疗康复服务部分。	8040* 理发及美容服务 8051* 洗浴服务 8052* 足浴服务 8053* 养生保健服务

续表

大类业态名称	编号	小类业态名称	说　明	国民经济行业分类代码及名称
健康"颐养"类业态	10	康养保险及金融服务	与保险业结合,利用险资投资养老地产,以缴纳年费、购买保险等方式获得入住资格,采取期权与现货两种方式提供运营产品和服务;对老年人以健康原因或医疗行为发生为给付保险金条件的人身保险,包括疾病保险、医疗保险、护理保险、医疗意外保险;以老年人因意外事故而导致身故、残疾或者发生保险合同约定的其他事故为给付保险金条件的人身保险;包括但不仅限为康养人群、康养工作者、中小微康养企业等提供的,用于康养服务的各类具有贷款性质的金融服务。	6811* 人寿保险 6813* 健康保险 6814* 意外伤害保险 6820* 财产保险 6621* 商业银行服务 6622* 政策性银行服务 6637* 网络借贷服务
	11	智慧养老技术服务	指养老服务领域的人工智能等新一代信息技术和智能硬件等产品的技术服务,以及其他与养老相关的应用软件开发与经营,基础环境、网络、软硬件等运行维护,健康信息技术咨询等服务,包括与户籍、医疗、社会保险、社会救助等信息资源对接的国家养老服务管理信息系统的技术服务,以及在保障数据安全的前提下,研发涉及老年人的人口、保障、服务、信用、财产等基础信息分类的养老服务综合信息化平台。	651* 软件开发 6520* 集成电路设计 6531* 信息系统集成服务 6540* 运行维护服务 6560* 信息技术咨询服务 6579* 其他数字内容服务 659* 其他信息技术服务业

大类业态名称	编号	小类业态名称	说　明	国民经济行业分类代码及名称
健康"颐养"类业态	12	养老传媒服务	指养老健康、文化、娱乐、社会参与等相关活动的新闻采访、编辑和发布服务，以及老年人喜闻乐见的图书、报刊及影视剧、戏剧、广播剧等优秀老年文艺作品的制作和发布服务，包括数字广播、电视、互联网、手机 APP 等移动客户端、微博、微信、社区宣传展板等提供的养老信息服务和出版服务。	642* 互联网信息服务 8610* 新闻业 8621* 图书出版 8622* 报纸出版 8623* 期刊出版 8624* 音像制品出版 8625* 电子出版物出版 8626* 数字出版 8710* 广播 8720* 电视 8730* 影视节目制作
	13	养老设施建设、改造及装修维修	指新建、改建和扩建的为老年人提供居住、生活照料、医疗保健等方面专项或综合服务的老年养护院、养老院和老年日间照料中心等各类养老设施及其服务用房、场地及附属设施的建设与改造活动和建筑装饰、装修、维修等活动，包括特困人员供养服务设施（敬老院）改造提升工程。	4330* 专用设备修理 4790* 其他房屋建筑业 4920* 管道和设备安装 5011* 公共建筑装饰和装修 5013* 建筑幕墙装饰和装修
	14	住宅适老化及无障碍改造	指适应老年人生活特点和安全需要的家庭住宅装修、家具设施、辅助设备等建设、配备和改造，包括对多层老旧住宅加装电梯；对老年人居住环境进行安全评估，通过方案设计、施工改造、辅具适配、设备配备等方式，改善老年人居住环境，以及无障碍设施的适老化改造。	4999* 其他建筑安装 5012* 住宅装饰和装修

续表

大类业态名称	编号	小类业态名称	说　明	国民经济行业分类代码及名称
健康"颐养"类业态	15	公共设施适老化及无障碍改造	指对公共设施进行适老化及无障碍改造,局部适老化和无障碍环境功能改善的活动,包括临水和临空的活动场所、踏步及坡道等设施设置安全护栏、扶手及照明设施,老年人自主安全地通行道路、出入相关建筑物、搭乘公共交通工具、交流信息、获得社区服务密切相关的公共设施的无障碍设计与改造,对坡道、楼梯、电梯、扶手等居住区公共设施无障碍改造,公共厕所或公共卫生间的适老化改造,以及老年人生活圈配套设施的建设和完善。	4910* 电气安装 4999* 其他建筑安装
健康"食养"类业态	16	康养膳食正餐服务	指在一定场所内提供以中餐、晚餐为主的各种药膳、果膳、花膳、素膳等具有地方标识的康养膳食产品及服务,并由服务员送餐上桌的餐饮活动。	6210 正餐服务
	17	康养膳食快餐服务	指在一定场所内或通过特定设备提供快捷、便利的药膳、果膳、花膳、素膳等具有地方标识的康养膳食产品及服务餐饮服务。	6220 快餐服务
	18	康养膳食饮料及冷饮服务	指在一定场所内以康养膳食饮料和冷饮为主的服务。	623 饮料及冷饮服务
	19	康养膳食小吃服务	指提供全天就餐的药膳、果膳、花膳、素膳等具有地方标识的康养膳食产品及服务餐饮服务,包括路边小饭馆、农家饭馆、流动餐饮和单一小吃等餐饮服务。	6291 小吃服务

大类业态名称	编号	小类业态名称	说　明	国民经济行业分类代码及名称
健康"食养"类业态	20	康养膳食餐饮配送服务	指提供各种药膳、果膳、花膳、素膳等具有地方标识的康养膳食产品，包括航餐饮配送服务、铁路餐饮配送服务、学校餐饮配送服务、机构餐饮配送服务以及其他餐饮配送服务。	6241 餐饮配送服务
	21	康养膳食外卖送餐服务	指根据消费者的订单和食品安全的要求，提供各种药膳、果膳、花膳、素膳等具有地方标识的康养膳食产品，选择适当的交通工具、设备，按时、按质、按量送达消费者，并提供相应单据的服务。	6242 外卖送餐服务
	22	其他康养膳食服务	指康养膳食产品私人定制、上门定做、机构餐饮及其他未列明餐饮服务。	6299 其他餐饮服务
	23	康养膳食制造	指依托地方特色中药材及果蔬菌等物产丰富的优势设计健康饮食文化产品及服务，以新食品原料和其他富含营养的传统食材为原料，适用于特定人群的主辅食品的生产活动；标明具有特定保健功能的食品，适用于特定人群食用，具有调节机体功能，不以治疗为目的，对人体不产生急性、亚急性或慢性危害，以补充维生素、矿物质为目的的营养素补充等保健食品制造活动。	1491 营养食品制造 1492 保健食品制造
	24	食用菌加工	指冷冻松茸、盐水伞菌属蘑菇、盐水蘑菇及块菌、干蘑菇及块菌（干伞菌属蘑菇、干木耳、干银耳、干香菇、干金针菇、干草菇、干口蘑、干牛肝菌、其他干蘑菇及块菌）、非醋腌制蘑菇及块菌（盐渍伞菌属蘑菇、盐渍块菌、其他非醋腌制蘑菇及块菌）等食用菌的加工活动。	1372 食用菌加工

大类业态名称	编号	小类业态名称	说　明	国民经济行业分类代码及名称
健康"食养"类业态	25	康养膳食原材料种植	指主要用于药膳、果膳、花膳、素膳等配制以及加工的各种作物以及其他中药材的种植活动。	0171 中草药种植 0142 食用菌种植 0179 其他中药材种植 0159 其他水果种植 0141 蔬菜种植
健康"疗养"类业态	26	中医治未病服务	依托地方特色气候资源在亚健康恢复以及慢性病、老年病预防治疗等方面的独特优势，以中医保健为主，辅以多元化业态功能，结合当地丰富的中医药材，提供中医健康状态辨识与评估、咨询指导、健康管理等服务，使用按摩、刮痧、拔罐、艾灸、熏洗等中医技术及以中医理论为指导的个性化起居养生、膳食调养、情志调养、传统体育运动等多样化的中医产品和服务。	8412 中医医院 8413 中西医结合医院 8416 疗养院 8051*洗浴服务 8052*足浴服务 8053*养生保健服务 7244*健康咨询
	27	医养结合服务	兼具医疗卫生资质和健康、复健、养生、养老服务能力，为入住机构的康养人群提供养老、医疗、护理、康复、辅助与心理精神支持等服务。	8416* 疗养院 8411* 综合医院 8412* 中医医院 8413* 中西医结合医院 8414* 民族医院 8415* 专科医院 8511* 干部休养所 8512* 护理机构服务 8514* 老年人、残疾人养护服务
	28	运动康复旅游服务及竞训服务	指观赏性运动康复旅游活动，组织体验性运动康复旅游活动的旅行社服务，以运动康复为目的的旅游景区服务，以及露营地、水上运动码头、体育场馆等的管理服务。	5531*客运港口 6140 露营地服务 7221*园区管理服务 7291*旅行社及相关服务 7869*其他游览景区管理 7222*商业综合体管理服务 8391*职业技能培训

大类业态名称	编号	小类业态名称	说　明	国民经济行业分类代码及名称
健康"疗养"类业态	29	运动康复服务	利用特色自然资源、专业医疗设施资源或运动康复设施设备等，为由于运动损伤需要辅助恢复的人群提供运动康复诊疗或运动辅助康复产品及服务，包括但不限于低氧训练康复、高频率深层肌筋膜理疗、冰水浸敷、物理因子、运动矫正、手法干预和功能性训练等运动康复产品及服务。	8992 体育健康服务
	30	伤病康复服务	为伤病人士或可能伤病人士提供的以达到、恢复或维持最佳的身体、感官、智力、心理和社会功能水平的康复服务，以及为需长期照护患者提供的以减轻疼痛、减少健康状况恶化的专业化护理服务。	8415*专科医院 8416 疗养院 8512 护理机构服务 8513 精神康复服务 8515 临终关怀服务 8522 康复辅具适配服务
	31	健康保险及投资服务	指以健康原因导致损失为给付保险金条件的人身保险，包括疾病保险、医疗保险、失能收入损失保险和护理保险，以及具有医疗费用补偿责任的意外伤害保险；健康保险中介服务、健康保险监管服务及健康保障委托管理服务等与健康相关或密切相关的保险活动；为各健康活动提供支持的健康基金（含健康产业投资基金）管理服务、健康投资与资产管理、产权交易服务。	6813 健康保险 6814*意外伤害保险 685*保险中介服务 6870*保险监管服务 6890*其他保险活动 6720*公开募集证券投资基金 6731*创业投资基金 6732*天使投资 6760*资本投资服务 7213*资源与产权交易服务
	32	康复医学研发服务	指基础医学研究、临床医学研究、口腔医学研究、公共卫生与预防医学研究、中医学研究、中西医结合研究、药学研究、中药学研究、特种医学研究、医学技术研究、护理学研究、生物医学工程研究以及其他医学研究与试验发展服务。	7340 医学研究和试验发展

续表

大类业态名称	编号	小类业态名称	说　明	国民经济行业分类代码及名称
健康"疗养"类业态	33	运动康复设计服务	指运动康复产品工业设计、运动康复服装设计、运动康复产品和服务的专业设计、运动康复和休闲娱乐工程设计等服务。	7484*工程设计活动 7491*工业设计服务 7492*专业设计服务
健康"休养"类业态	34	自然休闲养生服务	利用自然资源中的阳光、空气、水、磁场、土地、森林或综合生态环境要素设计的产品及服务，配备相应的养生、休闲及医疗、康体服务设施，提供包括但不限于泡温泉、温泉矿泉水、阳光 SPA、沙疗、盐浴、磁眠、星空露营、自驾营地、吸氧洗肺、森林浴、森林游憩等休闲养生产品及服务。	5531*客运港口 6140 露营地服务 7221*园区管理服务 7291*旅行社及相关服务 7869*其他游览景区管理
	35	人文休闲养生服务	利用人文资源，即人类在经验、方法和技能方面的总结设计的产品及服务，包括但不限于茶道、冥想、瑜伽、禅修、武术、园艺、垂钓等休闲养生产品及服务。	5531*客运港口 6140 露营地服务 7221*园区管理服务 7291*旅行社及相关服务 7869*其他游览景区管理
	36	综合性养生保健服务	以保养、调养生命为目的的保健服务和休闲养生活动，包括保健减肥服务、保健按摩服务、足疗服务、汗蒸服务、其他健康休闲保健服务。	8051* 洗浴服务 8052* 足浴服务 8053* 养生保健服务
	37	康养旅游服务	指依托旅游资源、休闲疗养机构等，面向游客开展的健康和旅游融合服务，包括以体育运动为目的的旅游景区服务以及露营地等管理服务，为社会各界提供健康疗养或医疗旅游的旅行社及相关服务，如向顾客提供咨询、旅游计划和建议、日程安排等服务，不包括以医疗机构、康复护理机构、疗养院为主要载体开展的医疗康复服务部分。	6140 露营地服务 7291*旅行社及相关服务 7869*其他游览景区管理

大类业态名称	编号	小类业态名称	说　明	国民经济行业分类代码及名称
健康"休养"类业态	38	农林牧渔业休闲活动	指以农林牧渔业生产为对象的休闲观光旅游活动，包括农业种植采摘观光活动、农事体验活动、动物饲养观光活动、池塘垂钓休闲活动。	9030*休闲观光活动
	39	农林牧渔业主题景区服务	指以农田、牧园、渔塘或民族风情村、传统文化村落等为游览景区的经营活动，包括以油菜花、薰衣草、梯田、茶园等为主题的景区服务。	7869*其他游览景区管理
	40	农家乐经营及乡村民宿服务	指利用当地农产品进行加工，为游客提供以中餐、晚餐为主的各种餐饮服务，包括提供小吃服务的农家饭店，以及利用农村闲置宅基地、住宅，提供乡村生活住所的服务。	6130*民宿服务 6210*正餐服务 6291*小吃服务
	41	其他健康产品零售	指以休闲健身为目的的体育用品和器材（不包括竞技体育部分）、矫正视力用眼镜、护目镜和角膜接触镜（隐形眼镜）等各类眼镜、净水器和空气净化器、家用美容、保健护理电器具、口腔清洁用品的零售活动，不包括通过互联网电子商务平台开展的其他健康产品零售活动。	5236*钟表、眼镜零售 5242*体育用品及器材零售 5272*日用家电零售
健康"育养"类业态	42	旅游拍摄、婚恋旅行服务	依托阳光、气候、环境等得天独厚的条件，将摄影、婚恋与旅游结合，提供旅拍服务、婚礼策划、组织服务，婚礼租车服务，婚礼用品出租服务，婚礼摄像服务、其他婚姻服务。	6110*旅游饭店 6190*其他住宿业 7291*旅行社及相关服务 7869*其他游览景区管理 8060 摄影扩印服务 8070 婚姻服务

大类业态名称	编号	小类业态名称	说　明	国民经济行业分类代码及名称
健康"育养"类业态	43	婚姻家庭辅导服务	围绕家庭生命周期、家庭照顾技能学习、家庭心理健康教育以及夫妻相处之道等维度，开展婚姻家庭辅导服务，提供心理咨询服务、营养健康咨询、备孕调理及指导等服务。	7244*健康咨询
	44	"育养"生活环境的服务	指为打造良好的"育养"生活环境，加强生态环境监测和健康监测，开展健康环境保护与污染治理活动、健康环境监测评估和检查等活动。	0532*畜禽粪污处理活动 4620*污水处理及其再生利用 7432*海洋环境服务 772 环境治理业 7432*海洋环境服务 7461 环境保护监测 9226*行政监督检查机构
	45	辅助生殖服务	借助医疗辅助手段，为有生育需求的夫妇提供良好的备孕益孕及生育环境。	8415*专科医院 8433*妇幼保健院（所、站） 8491 健康体检服务
	46	母婴健康照料服务	依托综合性服务的设施，为坐月子产妇提供食宿、生理和心理看护、卫生、协助哺乳、身体健康恢复；为新生儿提供喂养、看护、健康保健、安全防范等孕后产品及服务。	8010*家庭服务 8090*其他居民服务业
	47	产后康复服务	指主要面向孕产妇提供康复健康相关服务。	8416 疗养院 8053 养生保健服务 8491 健康体检服务 8930 健身休闲活动 8992 体育健康服务
	48	营养、保健品和医学护肤品	指为健康"育养"人群提供营养品、保健品、医学护肤品等产品的制造、销售和服务。	1491 营养食品制造 1492 保健食品制造 2682*化妆品制造

大类业态名称	编号	小类业态名称	说　明	国民经济行业分类代码及名称
健康"育养"类业态	49	妇女、婴幼儿健康科技服务	利用大数据、云计算、人工智能、计算机仿真技术等在妇女健康领域的创新应用，为健康"育养"人群提供"互联网＋妇幼健康"服务。	6432*互联网生活服务平台 6434*互联网公共服务平台
健康"育养"类业态	50	科技推广和应用服务	指将健康"育养"新技术、新产品、新工艺直接推向市场而进行的相关技术活动，技术推广和转让活动，知识产权服务，科技中介活动，创业服务平台，以及其他科技推广活动。	7512*生物技术推广服务 7520*知识产权服务 7530*科技中介服务 7540*创业空间服务 7590*其他科技推广服务业
	51	健康智能设备制造	指由健康"育养"用户穿戴和控制，并且自然、持续地运行和交互的具有健康监测、评估等健康功能和目的的个人移动计算设备产品，和从事医疗或辅助医疗工作的医疗机器人或其他智能养生医疗设备的制造。	3961*可穿戴智能设备制造 3964*服务消费机器人制造
	52	友好生育保险服务	为妇女、幼婴儿等提供商业保险产品和服务。	6813 健康保险 9412* 基本医疗保险 9415 生育保险 6814*意外伤害保险 685*保险中介服务 6870*保险监管服务 6890*其他保险活动
	53	婴幼儿生活服务	为婴幼儿提供生活相关产品和服务。	245*玩具制造 8060 摄影扩印服务 8040 理发及美容服务
	54	托育服务	为 3 岁以下婴幼儿提供全日托、半日托、计时托、临时托及早教等孕后产品及服务。	8020 托儿所服务 8090 其他居民服务业

续表

大类业态名称	编号	小类业态名称	说　　明	国民经济行业分类代码及名称
健康"学养"类业态	55	研学养智服务	依托自然、人文资源和环境，通过观光、野外生存、探险体验等方式，提供课程学习、线路游览、食宿接待等产品及服务，包括但不限于参观历史文化遗迹、传统或高科技产业园区、体验传统或少数民族特色文化活动、农业生产、交易、手工制作等研学养智产品及服务。	7291*旅行社及相关服务 9030*休闲观光活动
	56	农业研学游服务	仅包括以菌类、蔬果、鲜花等植物的种植和动物养殖为核心的农业研学游服务。	0141*蔬菜种植 0142*食用菌 0143 花卉种植 015*仁果类和核果类水果种植；其他水果种植 0412*内陆养殖
	57	研学策划服务	仅包括与健康"学养"旅游相关的活动策划、演出策划、体育赛事策划等服务。	7297*商务代理代办服务 7298*票务代理服务 7299*其他未列明商务服务业
	58	研学电子平台服务	仅包括一揽子健康"学养"旅游电子商务平台的运营维护服务。	6432*互联网生活服务平台 6434*互联网公共服务平台 6439*其他互联网平台 6440*互联网安全服务 6450*互联网数据服务
	59	研学企业管理服务	仅包括健康"学养"旅游饭店、旅游景区、旅行社等单位的管理机构服务，以及与旅游相关的行业管理协会、联合会等行业管理服务。	7215*农村集体经济组织管理 7219*其他组织管理服务 722*园区管理服务；商业综合体管理服务；市场管理服务；供应链管理服务；其他综合管理服务 9522*行业性团体

续表

大类业态名称	编号	小类业态名称	说　明	国民经济行业分类代码及名称
健康"学养"类业态	60	康养教育辅助服务	指专门从事"康养"教育检测、评价、考试、招生等辅助活动，包括在职称评定、岗位聘任、评先评优等环节中对于教师师德师风、"康养"教育教学业绩和其他工作表现的教师考核评价活动，专业机构和社会组织等专业教育评价机构开展的第三方教育评价活动，教育管理部门、各类"康养"教育培训机构的教学检测和评价活动、考试管理活动和招生管理等"康养"教育辅助服务。	8394 教育辅助服务
	61	康养产教融合服务	指为推动康养职业教育和高等教育与产业发展有机衔接、深度融合提供的相关服务，以及汇聚区域和行业人才供需、校企合作、项目研发、技术服务等各类供求信息平台，包括知识产权服务、科技中介活动、产教融合信息服务平台。	6439*其他互联网平台 7520*知识产权服务 7530*科技中介服务
	62	康养教育培训保险服务	指为学校和职业教育、学生和教育工作者等提供的各类保险服务，包括疾病保险、责任保险等财产保险、意外伤害保险、医疗保险，以及其他保险服务等。	6813*健康保险 6814*意外伤害保险 6820*财产保险 685*保险中介服务 6870*保险监管服务 6890*其他保险活动
	63	康养教育培训贷款服务	指为学生、教育工作者、学校和职业教育等提供的，用于教育服务的各类具有贷款性质的金融服务，包括国家助学贷款服务、商业教育贷款服务等。	6621*商业银行服务 6622*政策性银行服务 6637*网络借贷服务

续表

大类业态名称	编号	小类业态名称	说　明	国民经济行业分类代码及名称
健康"学养"类业态	64	其他康养教育金融服务	指除教育培训保险服务、教育培训贷款服务以外的其他教育金融服务，包括但不限于为教育机构债券发行、企业上市、教育产业信托管理等提供的金融服务，以及为受教育者所持有教育类基金提供的管理服务。	6711*证券市场管理服务 6720*公开募集证券投资基金 673*非公开募集证券投资基金 6790*其他资本市场服务 691*金融信托与管理服务
	65	康养教育培训基地服务	指企事业单位、院校和其他组织为党政干部、专业技术人员、技能人员、教师等开展健康"学养"教育，以及为学生实习实践提供场所、设施、教学材料等的服务。	7040*房地产租赁经营 7122*体育用品设备出租 7299*其他未列明商务服务业 7540*创业空间服务 892*体育场地设施管理
	66	康养教育培训机构设施建设	学校、教育培训机构等建筑物内各种设备和体育场地设施的安装活动，以及施工中的线路敷设和管道安装活动。不包括工程收尾的装饰，如对墙面、地板、天花板、门窗等处理活动；学校、教育培训机构等建筑物内各种设备和体育场地设施的安装活动，以及施工中的线路敷设和管道安装活动。不包括工程收尾的装饰，如对墙面、地板、天花板、门窗等处理活动；对学校、教育培训机构等设施建筑装饰和装修活动。	4790*其他房屋建筑业 4910*电气安装 4920*管道和设备安装 4991*体育场地设施安装 4999*其他建筑安装 5011*公共建筑装饰和装修

大类业态名称	编号	小类业态名称	说　明	国民经济行业分类代码及名称
健康"学养"类业态	67	健康职业技能培训	指由教育部门、劳动部门或其他政府部门批准举办，或由社会机构举办的与健康相关的职业技能培训活动，如养老护理员、母婴护理员、康复治疗师、心理咨询师、营养师、健身教练、按摩师培训等。	8391*职业技能培训 8392*体校及体育培训
	68	康养相关专业教育	指职业院校、普通高校中，健康服务与管理、中医养生学、中医康复学、老年医学、老年人服务与管理、老年保健与管理、康复治疗技术、康复辅助器具技术、营养与保健、心理咨询和社会工作等与养老相关的职业教育和普通教育，包括职业院校（含技工学校）设置的康养服务相关专业或开设的相关课程中提供的康养技能培训活动和康养服务实训基地服务。	8336*中等职业学校教育 834* 高等教育
	69	康养职业技能培训	指由人力资源社会保障部门、教育部门或其他政府部门批准举办，或由康养服务机构、社会组织、社工机构、红十字会等开展的康养照护、应急救护知识、技能培训，以及社会机构举办的与康养服务相关的职业技能培训活动，如康养服务、康养护理、运动康复、健康管理、保健按摩、公共营养等技能培训活动。	8391*职业技能培训
	70	家庭康养技能培训	指为康养人群自身及其家庭成员（配偶、子女、亲戚等）提供的康养技能培训，包括家庭技能培训、失能家庭成员照护培训等。	8399*其他未列明教育

大类业态 名称	编号	小类业态 名称	说　明	国民经济行业分类代码 及名称
健康"学养"类业态	71	康养职业技能服务	指针对康养护理员等职业技能考核和鉴定服务。	7269*其他人力资源服务
	72	康养就业服务	指专门为康养人群提供家政、护理、康复等服务的康养服务岗位人员的就业服务。	726*人力资源服务
	73	老年人人力资源开发服务	指为老年人制定的老年人才开发利用专项规划，建立老年人才信息库，支持老年人才自主创业，帮助有意愿且身体状况允许的贫困老年人和其他老年人接受岗位技能培训或农业实用技术培训，推动用人单位与受聘老年人依法签订书面协议等人力资源开发服务。	7269*其他人力资源服务
	74	健康产业园区管理服务	指涵盖医疗服务、疗养保健及培训、文化、体育、健康事务管理等各类健康产业类型形成的健康园区或产业园区的管理活动。	73*研究和试验发展 751*技术推广服务 7590*其他科技推广服务业 7219*其他组织管理服务 7221*园区管理服务 6433*互联网科技创新平台
	75	互联网+健康服务平台	指专门为居民健康生活服务提供第三方服务平台的互联网活动，包括互联网健康服务和产品销售平台、互联网健康旅游出行服务平台等。	6432*互联网生活服务平台
	76	健康大数据与云计算服务	指健康数据处理与存储、大数据处理、云存储、云计算、云加工等服务。	6450*互联网数据服务 6550*信息处理和存储支持服务
	77	物联网健康技术服务	指面向健康行业所开展的物联网咨询、设计、建设、维护、管理等服务。	6532*物联网技术服务

续表

大类业态名称	编号	小类业态名称	说　明	国民经济行业分类代码及名称
健康"学养"类业态	78	其他智慧健康技术服务	指其他与健康相关的应用软件开发与经营，基础环境、网络、软硬件等运行维护，健康信息技术咨询等服务；开发各类康养APP，提供串联食、住、行、游、养等全方位的生产性康养产业链条平台，创新联结区域康养要素和资源市场的产品和服务。	651*软件开发 6520*集成电路设计 6531*信息系统集成服务 6540*运行维护服务 6560*信息技术咨询服务 6579*其他数字内容服务 6591*呼叫中心
健康"颜养"类业态	79	养生养颜保健服务	指以保养、调养、颐养生命为目的的保健服务和休闲养生活动，包括保健减肥服务、保健按摩服务、足疗服务、汗蒸服务、温泉、水疗服务、健身运动（瑜伽功）、健美健身、其他健康保健服务。	8051　洗浴与保健养生服务 8052*足浴服务 8053*养生保健服务
健康"颜养"类业态	80	美容诊疗服务	指专注于通过手术、药物、医疗器械等多种诊疗美化个人外观的服务，按照不同介入方式可分为外科诊疗和非外科诊疗，具体包括美容外科诊疗、微创诊疗、能量型诊疗，不含传统美容及其他医疗美容服务。	2770　卫生材料及医药用品制造 8145　专科医院 8425　门诊部（所）
健康"颜养"类业态	81	传统美容及其他医疗美容服务	提供主要有中医美容及养生服务（针灸、经络代谢减肥等）、牙齿美容服务（矫齿、牙齿植入及牙齿美白等）和化学换肤术（通过果酸温和去角质，抑制痤疮杆菌生长，润滑及清洁皮肤等）。	5154　医疗用品及器材批发 7115　医疗设备经营租赁 8053　养生保健服务
健康"颜养"类业态	82	颜软件开发	围绕颜值经济开展基础软件、支撑软件、应用软件和其他软件的开发活动，例如拍摄美化类App、潮流短视频包装等产品和服务。	6511　基础软件开发 6512　支撑软件开发 6513*应用软件开发 6519　其他软件开发

大类业态名称	编号	小类业态名称	说　明	国民经济行业分类代码及名称
健康"颜养"类业态	83	养生养颜仪器制造	提供美容化妆品、养生桑拿蒸汽机、养生美体美容仪、养生理疗枕、养生塑身机、养生制氧机、运动恢复用电动按摩器等家用美容、保健护理电器具产品的制造、销售和服务。	3856 家用美容、保健护理电器具制造
	84	营养、保健品和医学护肤品服务	指为健康"颜养"人群提供的营养品、保健品、医学护肤品等产品、销售和服务。	1491 营养食品制造 1492 保健食品制造 2682*化妆品制造
	85	形象设计服务	指为个人形象提供包装、设计（非美容、美发）及服装设计等服务。	7299 其他未列明商务服务业 7492 专业设计服务
备注			1.在国民经济行业分类中仅部分活动属于康养产业的，行业代码用"*"做标记。 2.本业态分类以 GB/T 4754 和《攀枝花市康养产业统计分类（2020）》为基础，是对国民经济行业分类中符合康养产业项目业态特征相关活动的再分类。 3.本业态分类以反映康养产业项目相关产品供给为基础，充分考虑了提升康养产业项目服务质量等康养产业项目新业态新模式，涵盖第一产业、第二产业、第三产业中涉及康养产业项目的业态内容。	

康养产业项目认定对照表

康养产业项目分类名称	认定条件	项目具体呈现形式
（一）健康养老产业项目	1.至少涵盖 2 种康养产业项目业态分类表中健康"颐养"类小类业态且符合说明内容、能对应相关国民经济行业分类代码。	持续关爱社区、活力养老公寓、候鸟式旅居地、康养地产等
	2.康养产业项目业态分类表 85 种小类业态随机组合 5 种以上。（第 1 条认定的小类业态除外）	
	3.以社会资本为主导，个人、团体、组织、企业等为主体。	
	4.项目内用于出售的房地产项目总建筑面积与康养旅游接待设施总建筑面积的比例应不大于 2：3。	

续表

康养产业项目分类名称	认定条件	项目具体呈现形式
（一）健康养老产业项目	5.项目以可持续运营为导向，产业化为手段，以政府兜底性、保障性养老机构不属于健康养老产业项目范畴。	
	6.项目通过租赁疗养、购置颐养等模式运营。	
	7.项目市场消费人群主要为 55 岁以上收入的银发群体。	
	8.项目消费人群长期居住或至少 1/3 平均停留 30 天以上或者 2/3 平均停留 15 天以上。	
	9.项目房间数不低于 10 套，床位不低于 20 张。	
	10.如为康养地产，可参照《攀枝花康养住宅试点项目规划建设相关标准及规定》要求。	
（二）康养医疗产业项目	1.至少涵盖 2 种康养产业项目业态分类表中健康"疗养"类小类业态且符合说明内容、能对应相关国民经济行业分类代码。	各类医养结合机构、中医养生山庄、中医药文化园、中医药养生酒店、中医药康复医院等
	2.康养产业项目业态分类表 85 种小类业态随机组合 5 种以上。（第 1 条认定的小类业态除外）	
	3.以社会资本为主导，个人、团体、组织、企业等为主体。	
	4.项目内用于出售的房地产项目总建筑面积与康养旅游接待设施总建筑面积的比例应不大于 2：3。	
	5.市场消费人群为需求健康及需要医疗辅助疗养的人群。	
	6.如为医养结合机构，则要符合《医养结合机构服务指南（试行）》相关要求。	
（三）康养运动产业项目	1.至少涵盖 2 种康养产业项目业态分类表中健康"疗养"类小类业态且符合运动说明内容、能对应相关国民经济行业分类代码。	康养运动酒店、运动康复机构
	2.康养产业项目业态分类表 85 种小类业态随机组合 5 种以上。（第 1 条认定的小类业态除外）	
	3.以社会资本为主导，个人、团体、组织、企业等为主体。	

康养产业项目分类名称	认定条件	项目具体呈现形式
（三）康养运动产业项目	4.市场消费人群为专业运动员或非专业运动爱好者、需求运动健康、康复疗养的人群；	
	5.项目内用于出售的房地产项目总建筑面积与康养旅游接待设施总建筑面积的比例应不大于2：3。	
	6.康养运动酒店不得低于四星级，与国内外知名运动康复机构开展合作，根据消费人群需要提供相应科学、合理、健康的膳食作息及运动恢复计划并跟踪实施。	
	7.运动康复设施设备占项目其他服务设施设备10%以上。	
	8.项目运动康复房间数量应不低于10间（套）。	
（四）康养度假产业项目	1.至少涵盖2种康养产业项目业态分类表中健康"休养"类小类业态且符合说明内容、能对应相关国民经济行业分类代码。	康养度假区、康养酒店、民宿、康养基地、自驾营地等
	2.康养产业项目业态分类表85种小类业态随机组合5种以上。（第1条认定的小类业态除外）	
	3.以社会资本为主导，个人、团体、组织、企业等为主体。	
	4.项目内用于出售的房地产项目总建筑面积与康养旅游接待设施总建筑面积的比例应不大于2：3。	
（四）康养度假产业项目	5.市场消费人群为全龄段人群。	
	6.项目康养人群平均停留时间2晚以上。	
	7.项目能根据康养人群需求，有针对性地提供康养产业项目业态产品及服务。	
（五）育孕康养产业项目	1.至少涵盖2种康养产业项目业态分类表中健康"育养"类小类业态且符合说明内容、能对应相关国民经济行业分类代码。	旅拍中心、月子中心、婚恋中心、备孕中心、辅助生殖中心等
	2.康养产业项目业态分类表85种小类业态随机组合5种以上。（第1条认定的小类业态除外）	
	3.以社会资本为主导，个人、团体、组织、企业等为主体。	

康养产业项目分类名称	认定条件	项目具体呈现形式
（五）育孕康养产业项目	4.项目内用于出售的房地产项目总建筑面积与康养旅游接待设施总建筑面积的比例应不大于 2：3。	
	5.市场消费人群为婚恋、备孕和产前产后专业指导服务有需求的人群。	
（六）研学康养产业项目	1.至少涵盖 2 种康养产业项目业态分类表中健康"学养"类小类业态且符合说明内容、能对应相关国民经济行业分类代码。	康养研学实践基地、科技城、植物园、康养学院、康养教培机构、各类康养 APP、各类康养产业孵化基地、产业园区等
	2.康养产业项目业态分类表 85 种小类业态随机组合 5 种以上。（第 1 条认定的小类业态除外）	
	3.以社会资本为主导，个人、团体、组织、企业等为主体。	
	4.项目内用于出售的房地产项目总建筑面积与康养旅游接待设施总建筑面积的比例应不大于 2：3。	
	5.项目市场消费人群主要为需求文化知识研修实践、技能培训、数据串联、产业聚集等产品和服务的人群。	
	6.根据消费人群需要提供相应科学、合理、健康的课程学习、技能培训、线路游览、食宿接待等服务。	
（七）养生养颜产业项目	1.至少涵盖 2 种康养产业项目业态分类表中健康"颜养"类小类业态且符合说明内容、能对应相关国民经济行业分类代码。	多功能健身健美中心、短视频包装直播基地、医美项目、养颜美容中心、SPA 水疗中心等
	2.康养产业项目业态分类表 85 种小类业态随机组合 5 种以上。（第 1 条认定的小类业态除外）	
	3.以社会资本为主导，个人、团体、组织、企业等为主体。	
	4.项目内用于出售的房地产项目总建筑面积与康养旅游接待设施总建筑面积的比例应不大于 2：3。	
	5.市场消费人群为对于养生养颜有需求的人群。	
	6.根据消费人群需要提供相应科学、合理、健康的养生养颜、美妆指导、化妆品等产品和服务。	

参考文献

一、标准

[1] GB 38600—2019　养老机构服务安全基本规范

[2] GB/T 29353—2012　养老机构基本规范

[3] GB/T 35560—2017　老年旅游服务规范景区

[4] GB/T 26358—2010　旅游度假区等级划分

[5] GB/T 36732—2018　生态休闲养生（养老）基地建设和运营服务规范

[6] GB/T 39509—2020　健康管理保健服务规范

[7] GB/T 38547—2020　旅游度假租赁公寓基本要求

[8] GB/T 28927—2012　度假社区服务质量规范

[9] GB/T 39510—2020　老年保健服务规范

[10] GB/T 33855—2017　母婴保健服务场所通用要求

[11] GB/T 30444—2013　保健服务业分类

[12] GB/T 30443—2013　保健服务通用要求

[13] GB/T 39000—2020　乡村民宿服务质量规范

[14] GB/T 13391—2000　酒家酒店分等定级规定

[15] LY/T 2934—2018　森林康养基地质量评定

[16] LY/T 2935—2018　森林康养基地总体规划导则

[17] LB/T 051—2016　国家康养旅游示范基地

[18] LB/T 065—2019　旅游民宿基本要求与评价

[19] DB51/T 2411—2017　森林康养基地建设康养林评价

[20] DB51/T 2262—2016　森林康养基地建设资源条件

[21] DB51/T 2261—2016　森林康养基地建设基础设施

[22] DB510400/T 163—2017　攀枝花市候鸟型养老服务规范

[23] DB510400/T 169—2017　攀枝花市运动康复行为指南

[24] DB5104/T 4—2018　攀枝花市疗养型康养服务规范

[25] DB5104/T 5—2018　攀枝花市健康养生膳食指南

[26] DB5104/T 8—2018　攀枝花市医养结合机构老年人常规健康管理指南

[27] DB5104/T 27-2020　康养旅居地精品酒店建设、服务与管理规范

[28] 国家统计局《健康产业统计分类（2019）》

[29] 国家统计局《养老产业统计分类（2020）》

[30] 国家统计局《生活性服务业统计分类（2019）》

[31] 国家统计局《新产业新业态新商业模式统计分类（2018）》

[32] 国家统计局《体育产业统计分类（2019）》

[33] 卫生健康委办公厅民政部办公厅中医药局办公室《医养结合机构服务指南(试行）》

二、论文与著作

[1] Cutler D A, Deaton A, Lleras-Muney. The determinants of mortality [J]. Journal of Economic Perspectives, 2006(3): 97-120.

[2] Nils Gutacker, Luigi Siciliani, Giuseppe Moscelli, et al. Choice of hospital: Which type of quality matters? [J].Journal of Health Economics, 2016(50): 230-246.

[3] Ethan M J. Lieber.Does health insurance coverage fall when nonprofit insurers become for-profits? [J]. Journal of Health Economics, 2018(57): 75-88.

[4] Gawain Heckley, Ulf-G Gerdtham, Gustav Kjellsson. A general method for decomposing the causes of socioeconomic inequality in health[J]. Journal of Health Economics, 2016(48): 89-106.

[5] Mak H Y.Managing imperfect competition by pay for performance and reference pricing[J]. Journal of Health Economics, 2018(57): 131-146.

[6] Sophie Witter, Tim Ensor, Matthew Jowett, et al. Health Economics for Developing Countries: A PRACTICAL GUIDE [M]. Amsterdam: Royal Tropical Institute, Amsterdam KIT Publishers, 2010: 1-252.

[7] 郭德君. 中国健康产业国际化的思考—以中华养生文化及中医药产业国际化为分析视角[J]. 社会科学，2016（8）：43-50.

[8] 石智雷，杨雨萱，蔡毅. 大健康视角下我国医养结合发展历程及未来选择[J]. 人口与计划生育论坛，2016（12）：30-32.

[9] 丁小宸. 美国健康产业发展研究[D]. 长春：吉林大学，2018.

[10]张毓辉，王秀峰，万泉，等. 中国健康产业分类与核算体系研究[J]. 中国卫生经济，2017（4）：5-8.

[11]张车伟. 关于发展我国大健康产业的思考[J]. 人口于社会，2019（1）：18-22.

[12]李后强. 生态康养论[M]. 成都：四川人民出版社，2015.

[13]鄢行辉. 我国民族传统养生产业开发研究[J]. 人民论坛，2010（8）：168-169.

[14]王敬浩，胡冠佩，刘朝猛. 广西养生健身产业研究[J]. 体育文化导刊，2009（6）：66-72.

[15]胡振宇，黄艳. 中医健康养生保健服务产业存在的问题与对策[J]. 企业经济，2015（12）：114-117.

[16]李海英，梁尚华，王键，等. 中医药养生文化产业创新发展的多维度思考[J]. 世界科学技术-中医药现代化，2018（10）：1900-1904.

[17]陈柯. 林下养生产业社会需求分析[J]. 林业经济，2015（12）：54-60.

[18]高杰. 中国—东盟养生产业合作开发路径研究[J]. 中国西部，2019（2）：44-51.

[19]何莽. 中国康养产业发展报告（2017）[M]. 北京：社会科学文献出版社，2018.

[20]杨继瑞，赖昱含. 中国西部康养产业发展论坛观点综述[J]. 攀枝花学院学报，2018（1）：112-116.

[21]周永. 康养产业融合的内在机理分析[J]. 中国商论，2018（9）：160-161.

[22]高铭蔓. 攀枝花市产业转型与可持续发展研究[D]. 西安：西南交通大学，2018.

[23]陈力，陈华，周凌杉. 资源型城市转型理解辨析与对策思考—以攀枝花康养特色产业为例[J]. 价值工程，2018（35）：7-10.

[24]高妍蕊. 康养产业发展要加强体制机制和信用体系建设[J]. 中国发展观察，2017（17）：41-42.

[25]潘家华，李萌，吴大华，等. 发展康养产业坚守"两条底线"[J]. 农村. 农业. 农民（B版），2019（1）：52-53.

[26]刘瑶. 湖南省医养产业发展策略研究[D]. 长沙：湖南中医药大学，2017.

[27]陈芳. 供给侧改革视角下的攀枝花康养产业发展研究[J]. 纳税，2018（33）：169-170.

[28]卜从哲. 河北省康养产业创新发展的环境分析及其路径选择[J]. 中国乡镇企业会计，2018（1）：11-14.

[29]罗忠林. 我国康养产业发展重点及投融资策略研究[J]. 黑龙江金融，2018（6）：40-42.

[30]程臻宇. 区域康养产业内涵、形成要素及发展模式[J]. 山东社会科学，2018（12）：141-145.

[31]刘战豫，孙夏令，石佳. 康养为核心的三大产业融合发展—以焦作市为例[J]. 中国集体经济，2019（7）：20-22.

[32]何彪，谢灯明，蔡江莹. 新业态视角下海南省康养旅游产业发展研究[J]. 南海学刊，2018（3）：82-89.

[33]戴金霞. 常州市康养旅游产品开发与产业发展对策研究[D]. 南京：南京师范大学，2017.

[34]周丹妮，姚裕金. 从钢铁重工到阳光康养—民革助力攀枝花城市转型升级侧记[J]. 团结，2015（4）：12-15.

[35]王鹏，毛笑非，张帆. 关于攀枝花阳光康养基础设施建设的研究[J]. 攀枝花学院学报，2016（S1）：53-54.

[36]王佳怡. 从供给侧角度浅谈四川攀枝花市康养产业的优化措施[J]. 中外企业家，2018（4）：50-51.

[37]钟露红，王珂，阮银香. 攀枝花"康养＋"产业融合发展研究[J]. 现代商贸工业，2018（8）：8-9.

[38]雷鸣，钱卫，高升洪，等. 攀枝花阳光康养产业发展模式研究[J]. 攀枝花学院学报，2018（3）：6-11.

[39]张旭辉，李博，房红，等. 新冠肺炎疫情对攀西康养产业发展的影响及对策建议[J]. 决策咨询，2020（2）：90-92.

[40]Rosenberg N. Technological change in the machine tool industry:1840-1910[J]. The Journal of Economic History, 1963, 23(2):414-446.

[41]Yoffie D B. Competing in the Age of Digital Convergence. U.S. The President and Fellows of Harvard Press, 1997.

[42]厉无畏. 产业发展的趋势研判与理性思考[J].中国工业经济，2002（4）.

[43]马健. 产业融合论[M]. 南京：南京大学出版社，2006.

[44]周振华.信息化进程中的产业融合研究[J]. 经济学动态 2002（6）.

后 记

在撰写这篇《攀枝花市康养产业发展报告（2022》的后记时，我们深感荣幸能为这座美丽的城市描绘一幅充满希望与活力的画卷。作为中国西部地区资源型城市，攀枝花市探索走出了一条独具特色和品牌效应的阳光康养高质量发展新路子，成为全国乃至世界人民的"暖暖花城 康养胜地"。

报告中，我们详细阐述了攀枝花市康养产业的发展历程、优势条件和政策措施。客观地分析了康养产业在全市经济发展中的重要地位，以及面临的机遇与挑战。报告的撰写过程，也是我们深入挖掘攀枝花市康养资源、全面了解产业发展现状的过程。在调研中，我们深刻感受到攀枝花市康养产业的巨大潜力和无限前景。

首先，攀枝花市的自然资源得天独厚。地处川滇交界，具有丰富的阳光资源、水资源、森林资源和矿产资源。这里四季鲜花盛开、瓜果飘香、温暖宜人，是人们理想的康养胜地。此外，攀枝花还拥有丰富的自然景观，如格萨拉、傈僳梯田、二滩国家森林公园等，吸引了大量游客前来旅居康养。

其次，攀枝花市康养产业政策支持力度大。近年来，市委、市政府将康养产业作为全市支柱产业来打造，出台了一系列政策措施，为康养企业提供优惠条件，鼓励社会资本投入。同时，加强与国内外知名康养机构的合作，引进先进的管理模式和医疗技术，提升康养服务质量。

再次，攀枝花市康养产业链日臻完善。报告中提到，康养产业已从单一的养老服务机构向多元化、多层次、综合性的产业体系发展。目前，攀枝花已拥有了一批具有规模的康养旅游度假区、养老服务机构、康复医疗机构等，提供了从养生、养老、康复、运动、医疗、旅游等全方位的服务。

然而，我们也应看到，面对国内外市场的竞争，攀枝花市康养产业仍存在一定的不足。例如，产业协同发展水平有待提高，康养复合型人才缺口，康养产品和服务创新能力还有待提升等。为此，我们建议攀枝花市在以下几个方面加大努力：

一是加强康养产业协同发展。加强与周边城市的合作，实现资源共享，打造区域性康养产业集群。二是加大康养人才培养力度。鼓励高等院校、科研机构与康养企业合作，培养一批具有专业素养的康养人才。三是加强科技创新。通过政策引导，促进康养企业与高校、科研院所的合作，研发具有自主知识产权的康养产品。

总之，攀枝花市康养产业发展报告为我们呈现了一个充满希望与挑战的未来。我们坚信，在市委、市政府的领导下，攀枝花市康养产业必将迎来一个新的黄金发展期。我们期待着更多的有识之士关注和支持攀枝花市康养产业，共同为这座美好的城市谱写一曲康养之歌。

在完成这篇报告的后记之际，我们要感谢所有参与调研和报告撰写的朋友们，是您们的辛勤付出，让这份报告得以顺利完成。同时，也要感谢攀枝花市政府及相关部门、企业、专家学者和市民的支持与协助，使我们能够全面、深入地了解攀枝花市康养产业的现状和发展前景。

最后，祝愿攀枝花市康养产业蓬勃发展，为全市人民和全国乃至世界的游客带来更多的福祉！

2023 年 10 月